“十二五”职业教育国家规划立项教材
国家卫生和计划生育委员会“十二五”规划教材
全国中等卫生职业教育教材

供医学检验技术专业用　第3版

寄生虫检验技术

主　编　叶　薇

副主编　田冬梅

编　者（以姓氏笔画为序）

叶　薇（广东省惠州卫生职业技术学院）
田冬梅（辽宁省铁岭卫生职业学院）
李　芳（山西省运城护理职业学院）
杨　实（云南省临沧卫生学校）
梁惠冰（广东省连州卫生学校）
韩冬霞（新疆伊宁卫生学校）

人民卫生出版社

图书在版编目（CIP）数据

寄生虫检验技术 / 叶薇主编．—3 版．—北京：人民卫生出版社，2015

ISBN 978-7-117-21591-6

Ⅰ. ①寄… Ⅱ. ①叶… Ⅲ. ①寄生虫病—医学检验—医学院校—教学参考资料 Ⅳ. ①R530.4

中国版本图书馆 CIP 数据核字（2015）第 247582 号

寄生虫检验技术
第 3 版

主 编：叶 薇
出版发行：人民卫生出版社（中继线 010-59780011）
地 址：北京市朝阳区潘家园南里 19 号
邮 编：100021
E - mail：pmph @ pmph.com
购书热线：010-59787592 010-59787584 010-65264830
印 刷：北京机工印刷厂
经 销：新华书店
开 本：787 × 1092 1/16 **印张**：11 **插页**：1
字 数：275 千字
版 次：2002 年 7 月第 1 版 2016 年 1 月第 3 版
2017 年 10 月第 3 版第 4 次印刷（总第 21 次印刷）
标准书号：ISBN 978-7-117-21591-6/R · 21592
定 价：31.00 元

出版说明

为全面贯彻党的十八大和十八届三中、四中、五中全会精神，依据《国务院关于加快发展现代职业教育的决定》要求，更好地服务于现代卫生职业教育快速发展的需要，适应卫生事业改革发展对医药卫生职业人才的需求，贯彻《医药卫生中长期人才发展规划（2011—2020年）》《现代职业教育体系建设规划（2014—2020年）》文件精神，人民卫生出版社在教育部、国家卫生和计划生育委员会的领导和支持下，按照教育部颁布的《中等职业学校专业教学标准（试行）》医药卫生类（第二辑）（简称《标准》），由全国卫生职业教育教学指导委员会（简称卫生行指委）直接指导，经过广泛的调研论证，成立了中等卫生职业教育各专业教育教材建设评审委员会，启动了全国中等卫生职业教育第三轮规划教材修订工作。

本轮规划教材修订的原则：①明确人才培养目标。按照《标准》要求，本轮规划教材坚持立德树人，培养职业素养与专业知识、专业技能并重，德智体美全面发展的技能型卫生专门人才。②强化教材体系建设。紧扣《标准》，各专业设置公共基础课（含公共选修课）、专业技能课（含专业核心课、专业方向课、专业选修课）；同时，结合专业岗位与执业资格考试需要，充实完善课程与教材体系，使之更加符合现代职业教育体系发展的需要。在此基础上，组织制订了各专业课程教学大纲并附于教材中，方便教学参考。③贯彻现代职教理念。体现"以就业为导向，以能力为本位，以发展技能为核心"的职教理念。理论知识强调"必需、够用"；突出技能培养，提倡"做中学、学中做"的理实一体化思想，在教材中编入实训（实验）指导。④重视传统融合创新。人民卫生出版社医药卫生规划教材经过长时间的实践与积累，其中的优良传统在本轮修订中得到了很好的传承。在广泛调研的基础上，再版教材与新编教材在整体上实现了高度融合与衔接。在教材编写中，产教融合、校企合作理念得到了充分贯彻。⑤突出行业规划特性。本轮修订紧紧依靠卫生行指委和各专业教育教材建设评审委员会，充分发挥行业机构与专家对教材的宏观规划与评审把关作用，体现了国家卫生计生委规划教材一贯的标准性、权威性、规范性。⑥提升服务教学能力。本轮教材修订，在主教材中设置了一系列服务教学的拓展模块；此外，教材立体化建设水平进一步提高，根据专业需要开发了配套教材、网络增值服务等，大量与课程相关的内容围绕教材形成便捷的在线数字化教学资源包，为教师提供教学素材支撑，为学生提供学习资源服务，教材的教学服务能力明显增强。

人民卫生出版社作为国家规划教材出版基地，有护理、助产、农村医学、药剂、制药技术、营养与保健、康复技术、眼视光与配镜、医学检验技术、医学影像技术、口腔修复工艺等24个专业的教材获选教育部中等职业教育专业技能课立项教材，相关专业教材根据《标准》颁布情况陆续修订出版。

医学检验技术专业编写说明

2010 年，教育部公布《中等职业学校专业目录(2010 年修订)》，将医学检验专业(0810)更名为医学检验技术专业(100700)，目的是面向医疗卫生机构，培养从事临床检验、卫生检验、采供血检验及病理技术等工作的、德智体美全面发展的高素质劳动者和技能型人才。人民卫生出版社积极落实教育部、国家卫生和计划生育委员会相关要求，推进《标准》实施，在卫生行指委指导下，进行了认真细致的调研论证工作，规划并启动了教材的编写工作。

本轮医学检验技术专业规划教材与《标准》课程结构对应，设置公共基础课(含公共选修课)、专业基础课、专业技能课(含专业核心课、专业方向课、专业选修课)教材。其中专业核心课教材根据《标准》要求设置共 8 种。

本轮教材编写力求贯彻以学生为中心、贴近岗位需求、服务教学的创新教材编写理念，教材中设置了"学习目标""病例 / 案例""知识链接""考点提示""本章小结""目标测试""实训 / 实验指导"等模块。"学习目标""考点提示""目标测试"相互呼应衔接，着力专业知识掌握，提高专业考试应试能力。尤其是"病例 / 案例""实训 / 实验指导"模块，通过真实案例激发学生的学习兴趣、探究兴趣和职业兴趣，满足了"真学、真做、掌握真本领""早临床、多临床、反复临床"的新时期卫生职业教育人才培养新要求。

本系列教材将于 2016 年 7 月前全部出版。

全国卫生职业教育教学指导委员会

第一届全国中等卫生职业教育
医学检验技术专业教育教材建设评审委员会

全国中等卫生职业教育
国家卫生和计划生育委员会“十二五”规划教材目录

总序号	适用专业	分序号	教材名称	版次	主编
1	护理专业	1	解剖学基础 **	3	任　晖　袁耀华
2		2	生理学基础 **	3	朱艳平　卢爱青
3		3	药物学基础 **	3	姚　宏　黄　刚
4		4	护理学基础 **	3	李　玲　蒙雅萍
5		5	健康评估 **	2	张淑爱　李学松
6		6	内科护理 **	3	林梅英　朱启华
7		7	外科护理 **	3	李　勇　俞宝明
8		8	妇产科护理 **	3	刘文娜　闫瑞霞
9		9	儿科护理 **	3	高　凤　张宝琴
10		10	老年护理 **	3	张小燕　王春先
11		11	老年保健	1	刘　伟
12		12	急救护理技术	3	王为民　来和平
13		13	重症监护技术	2	刘旭平
14		14	社区护理	3	姜瑞涛　徐国辉
15		15	健康教育	1	靳　平
16	助产专业	1	解剖学基础 **	3	代加平　安月勇
17		2	生理学基础 **	3	张正红　杨汎雯
18		3	药物学基础 **	3	张　庆　田卫东
19		4	基础护理 **	3	贾丽萍　宫春梓
20		5	健康评估 **	2	张　展　迟玉香
21		6	母婴护理 **	1	郭玉兰　谭奕华
22		7	儿童护理 **	1	董春兰　刘　俐
23		8	成人护理(上册)- 内外科护理 **	1	李俊华　曹文元
24		9	成人护理(下册)- 妇科护理 **	1	林　珊　郭艳春
25		10	产科学基础 **	3	翟向红　吴晓琴
26		11	助产技术 **	1	闫金凤　韦秀宜
27		12	母婴保健	3	颜丽青
28		13	遗传与优生	3	邓鼎森　于全勇

续表

总序号	适用专业	分序号	教材名称	版次	主编
29	护理、助产专业共用	1	病理学基础	3	张军荣　杨怀宝
30		2	病原生物与免疫学基础	3	吕瑞芳　张晓红
31		3	生物化学基础	3	艾旭光　王春梅
32		4	心理与精神护理	3	沈丽华
33		5	护理技术综合实训	2	黄惠清　高晓梅
34		6	护理礼仪	3	耿　洁　吴　彬
35		7	人际沟通	3	张志钢　刘冬梅
36		8	中医护理	3	封银曼　马秋平
37		9	五官科护理	3	张秀梅　王增源
38		10	营养与膳食	3	王忠福
39		11	护士人文修养	1	王　燕
40		12	护理伦理	1	钟会亮
41		13	卫生法律法规	3	许练光
42		14	护理管理基础	1	朱爱军
43	农村医学专业	1	解剖学基础 **	1	王怀生　李一忠
44		2	生理学基础 **	1	黄莉军　郭明广
45		3	药理学基础 **	1	符秀华　覃隶莲
46		4	诊断学基础 **	1	夏惠丽　朱建宁
47		5	内科疾病防治 **	1	傅一明　闫立安
48		6	外科疾病防治 **	1	刘庆国　周雅清
49		7	妇产科疾病防治 **	1	黎　梅　周惠珍
50		8	儿科疾病防治 **	1	黄力毅　李　卓
51		9	公共卫生学基础 **	1	戚　林　王永军
52		10	急救医学基础 **	1	魏　蕊　魏　瑛
53		11	康复医学基础 **	1	盛幼珍　张　瑾
54		12	病原生物与免疫学基础	1	钟禹霖　胡国平
55		13	病理学基础	1	贺平则　黄光明
56		14	中医药学基础	1	孙治安　李　兵
57		15	针灸推拿技术	1	伍利民
58		16	常用护理技术	1	马树平　陈清波
59		17	农村常用医疗实践技能实训	1	王景舟
60		18	精神病学基础	1	汪永君
61		19	实用卫生法规	1	菅辉勇　李利斯
62		20	五官科疾病防治	1	王增源　高　翔
63		21	医学心理学基础	1	白　杨　田仁礼
64		22	生物化学基础	1	张文利
65		23	医学伦理学基础	1	刘伟玲　斯钦巴图
66		24	传染病防治	1	杨　霖　曹文元

续表

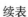

总序号	适用专业	分序号	教材名称	版次	主编
67	营养与保健专业	1	正常人体结构与功能 *	1	赵文忠
68		2	基础营养与食品安全 *	1	陆　淼　袁　媛
69		3	特殊人群营养 *	1	冯　峰
70		4	临床营养 *	1	吴　苇
71		5	公共营养 *	1	林　杰
72		6	营养软件实用技术 *	1	顾　鹏
73		7	中医食疗药膳 *	1	顾绍年
74		8	健康管理 *	1	韩新荣
75		9	营养配餐与设计 *	1	孙雪萍
76	康复技术专业	1	解剖生理学基础 *	1	黄嫦斌
77		2	疾病学基础 *	1	刘忠立　白春玲
78		3	临床医学概要 *	1	马建强
79		4	康复评定技术 *	2	刘立席
80		5	物理因子治疗技术 *	1	张维杰　刘海霞
81		6	运动疗法 *	1	田　莉
82		7	作业疗法 *	1	孙晓莉
83		8	言语疗法 *	1	朱红华　王晓东
84		9	中国传统康复疗法 *	1	封银曼
85		10	常见疾病康复 *	2	郭　华
86	眼视光与配镜专业	1	验光技术 *	1	刘　念　李丽华
87		2	定配技术 *	1	黎莞萍　闫　伟
88		3	眼镜门店营销实务 *	1	刘科佑　连　捷
89		4	眼视光基础 *	1	肖古月　丰新胜
90		5	眼镜质检与调校技术 *	1	付春霞
91		6	接触镜验配技术 *	1	郭金兰
92		7	眼病概要	1	王增源
93		8	人际沟通技巧	1	钱瑞群　黄力毅
94	医学检验技术专业	1	无机化学基础 *	3	赵　红
95		2	有机化学基础 *	3	孙彦坪
96		3	分析化学基础 *	3	朱爱军
97		4	临床疾病概要 *	3	迟玉香
98		5	寄生虫检验技术 *	3	叶　薇
99		6	免疫学检验技术 *	3	钟禹霖
100		7	微生物检验技术 *	3	崔艳丽
101		8	检验仪器使用与维修 *	1	王　迅
102	医学影像技术专业	1	解剖学基础 *	1	任　晖
103		2	生理学基础 *	1	石少婷
104		3	病理学基础 *	1	杨怀宝

续表

总序号	适用专业	分序号	教材名称	版次	主编
105		4	医用电子技术 *	3	李君霖
106		5	医学影像设备 *	3	冯开梅　卢振明
107		6	医学影像技术 *	3	黄　霞
108		7	医学影像诊断基础 *	3	陆云升
109		8	超声技术与诊断基础 *	3	姜玉波
110		9	X 线物理与防护 *	3	张承刚
111	口腔修复工艺专业	1	口腔解剖与牙雕刻技术 *	2	马惠萍　翟远东
112		2	口腔生理学基础 *	3	乔瑞科
113		3	口腔组织及病理学基础 *	2	刘　钢
114		4	口腔疾病概要 *	3	葛秋云　杨利伟
115		5	口腔工艺材料应用 *	3	马冬梅
116		6	口腔工艺设备使用与养护 *	2	李新春
117		7	口腔医学美学基础 *	3	王　丽
118		8	口腔固定修复工艺技术 *	3	王　菲　米新峰
119		9	可摘义齿修复工艺技术 *	3	杜士民　战文吉
120		10	口腔正畸工艺技术 *	3	马玉革
121	药剂、制药技术专业	1	基础化学 **	1	石宝珏　宋守正
122		2	微生物基础 **	1	熊群英　张晓红
123		3	实用医学基础 **	1	曲永松
124		4	药事法规 **	1	王　蕾
125		5	药物分析技术 **	1	戴君武　王　军
126		6	药物制剂技术 **	1	解玉岭
127		7	药物化学 **	1	谢癸亮
128		8	会计基础	1	赖玉玲
129		9	临床医学概要	1	孟月丽　曹文元
130		10	人体解剖生理学基础	1	黄莉军　张　楚
131		11	天然药物学基础	1	郑小吉
132		12	天然药物化学基础	1	刘诗泆　欧绍淑
133		13	药品储存与养护技术	1	宫淑秋
134		14	中医药基础	1	谭　红　李培富
135		15	药店零售与服务技术	1	石少婷
136		16	医药市场营销技术	1	王顺庆
137		17	药品调剂技术	1	区门秀
138		18	医院药学概要	1	刘素兰
139		19	医药商品基础	1	詹晓如
140		20	药理学	1	张　庆　陈达林

** 为“十二五”职业教育国家规划教材

* 为“十二五”职业教育国家规划立项教材

前　言

《寄生虫检验技术》本着以科学发展观为指导，全面落实教育规划纲要，贯彻“加快发展现代职业教育”精神，以服务为宗旨，以就业为导向，按照建立职业教育人才成长“立交桥”的要求，通过教材内容的衔接和贯通，实现中、高等职业教育教学标准的有机衔接。编写过程中吸取了全国多本教材的优点，遵循“五性”（思想性、科学性、先进性、启发性和适应性）与“三基”（基本理论、基本知识、基本技能）的编写原则，参考2015年全国卫生专业技术资格考试大纲，在保持寄生虫检验技术系统性的基础上，根据目前寄生虫病流行的特点和资格考试的具体要求，精心组织教材内容，优化教材结构。

本教材包括绪论、医学蠕虫学、医学原虫学、医学节肢动物学、寄生虫检验技术、实训指导六部分。编写过程中以实用为原则，着重阐述我国常见的严重危害人类健康的寄生虫，尽可能把专业性较强的知识通俗化，强调图表清晰简明，图文并茂，既便于学生系统掌握形态，又能与临床密切结合，既立足于基本知识和基本技能的介绍，又强调素质教育和创新能力的培养，将学历教育要求与职业资格考试所需内容有机融合。本教材主要供中等职业学校医学检验专业学生在学习本课程及资格考试复习迎考时使用。

本书编者来自我国各地中高等职业院校，有着丰富的教学经验。编写工作得到惠州卫生职业技术学院、铁岭卫生职业学院、新疆伊宁卫生学校、广东省连州卫生学校、云南省临沧卫生学校、运城护理职业学院领导与老师的大力支持，并得到人民卫生出版社编辑的精心指导，在此表示最真诚的感谢。在全体编者共同努力下，本教材得以在短时间内顺利完成。由于编者水平有限，难免有遗漏和缺点，敬请各位专家、同仁及读者批评指正。

叶　薇

2015年12月

目录

第一篇 绪 论

第二篇 医学蠕虫

第五篇 寄生虫检验技术

第一篇 绪 论

学习目标

1. 掌握 寄生现象、寄生虫和宿主、生活史、感染阶段等概念；寄生虫病的实验诊断。
2. 熟悉 寄生虫和宿主的种类；寄生虫与宿主的相互关系；寄生虫病检验的目的和方法；寄生虫病的流行与防治。
3. 了解 寄生虫检验技术的定义、范畴和任务。

一、寄生虫检验技术的概念、范畴和任务

寄生虫检验技术是研究与人体有关的寄生虫的形态结构、生活史、致病性、实验诊断、流行规律和防治原则及其检验技术的一门学科。

寄生人体的寄生虫主要属于无脊椎的线形动物门、棘头动物门、扁形动物门、原生动物门及节肢动物门。在寄生虫学中，将以上各门寄生虫分别归纳为医学蠕虫、医学原虫和医学节肢动物。检验技术包括病原检查和免疫检查两部分，以病原检查作为寄生虫病确诊的依据。

寄生虫检验技术是医学检验技术专业的一门专业课程。通过学习，能够运用寄生虫学的基本理论知识，揭示人与寄生虫之间的相互关系；应用医学检验技术和调查方法，准确地对人体寄生虫进行检测和鉴定，协助临床作出正确诊断，以达到预防和消灭寄生虫病，保障人民健康、提高劳动生产率的目的。

二、寄生生活、寄生虫和宿主

(一) 寄生现象

自然界各种生物之间形成错综复杂的关系，两种不同的生物生活在一起的现象称为共生。根据生物间利害关系的不同，共生可分为三种类型：共栖、互利共生和寄生。

1. 共栖（片利共生） 两种生物生活在一起，一方受益，另一方既不受益也不受害。如海葵附在寄生蟹的壳上，随寄生蟹的移行增加寻找食物机会，对寄生蟹既无利也无害。

2. 互利共生 两种生物生活在一起，双方均受益。如鞭毛虫依靠白蚁消化道中的木屑为食，而鞭毛虫合成和分泌的酶能将纤维素分解成能被白蚁利用的复合物，白蚁为鞭毛虫提供食物和庇护所，鞭毛虫为白蚁提供了必须的、自身不能合成的酶，两者均得益，互相依赖。

3. 寄生 两种生物生活在一起，一方受益，另一方受害。例如蛔虫不仅寄居于人体小肠，还能掠夺营养，甚至造成肠梗阻、肠穿孔。

考点提示

寄生现象相关的概念

(二) 寄生生活、寄生虫和宿主

1. 寄生生活　一些生物暂时或永久地生活在另一种生物的体内或体表，获得营养和居住条件，并给对方造成损害，这种生活方式称为寄生生活。

2. 寄生虫　营寄生生活的低等动物称为寄生虫。寄生在人体的寄生虫称人体寄生虫。寄生虫种类繁多，根据其寄生的部位可分为：

(1) 体表寄生虫：一些昆虫（如蚊、白蛉、虱、蚤等）刺吸宿主血液时与宿主体表接触，吸血后便离开，因此也称暂时性寄生虫。

(2) 体内寄生虫：寄生于宿主体内器官或组织细胞内的寄生虫，这些寄生虫称为体内寄生虫。如寄生于肠道内的钩虫、蛔虫等；寄生于组织细胞内的疟原虫、旋毛虫等。

(3) 兼性寄生虫：有些营自生生活的寄生虫在生活史某一发育阶段也可侵入宿主营寄生生活，这些寄生虫称为兼性寄生虫，如粪类圆线虫。

(4) 机会致病寄生虫：有些寄生虫在宿主免疫功能正常时处于隐性感染状态，一旦宿主免疫功能受损，虫体繁殖力、致病力增强，导致宿主出现临床症状和体征，甚至死亡，此类寄生虫称机会致病寄生虫。如艾滋病患者可因感染弓形虫、隐孢子等致死。

考点提示

寄生虫和宿主的类别

3. 宿主　指被寄生虫寄生的人或动物称为宿主。寄生虫不同发育阶段所寄生的宿主主要包括以下四种。

(1) 终宿主：被寄生虫成虫或有性生殖阶段寄生的宿主称为终宿主。如牛带绦虫成虫寄生在人体，人是牛带绦虫的终宿主。

(2) 中间宿主：被寄生虫幼虫或无性生殖阶段寄生的宿主称为中间宿主。有的寄生虫在发育过程中需要两个或两个以上的中间宿主，按其寄生的顺序依次称为第一、第二中间宿主。如华支睾吸虫幼虫先后寄生在豆螺和淡水鱼，因此，豆螺是华支睾吸虫的第一中间宿主，淡水鱼是其第二中间宿主。

(3) 保虫宿主：又称贮存宿主。有些寄生虫除寄生人体外，还可寄生某些脊椎动物体内，这些动物是人体寄生虫病的重要传染源，称为保虫宿主。如日本血吸虫除寄生人体外，还可寄生在牛体内，牛则为日本血吸虫的保虫宿主。

(4) 转续宿主：当某些寄生虫的幼虫侵入非正常宿主体内后，不能发育为成虫，仅长期维持幼虫状态，但能够生存，当有机会侵入其正常宿主后，才能继续发育为成虫，此非正常宿主称为转续宿主。幼虫在非正常宿主的皮下组织或器官内移行窜扰所造成的局部和全身性损害称为幼虫移行症。

三、寄生虫生活史

寄生虫完成一代生长、发育、繁殖的全过程及其所需的外界环境条件称为寄生虫生活史。寄生虫生活史中，具有感染人体能力的发育阶段称为感染阶段。寄生虫的发育一般包括感染人体、体内移行、定位寄生、排离人体、外界发育等五个阶段，因此，掌握寄生虫生活史的规律，对分析寄生虫的致病性、进行寄生虫病诊断及防治是非常必要的。

四、寄生虫与宿主的相互关系

人体感染寄生虫后，寄生虫和宿主之间的相互关系很复杂。在寄生虫方面表现为对宿主的侵入和损害作用，在宿主方面则是对寄生虫的防御抗损伤作用，其结果取决于两者的强弱。

考点提示

寄生虫与宿主的相互关系

（一）寄生虫对宿主的致病作用

1. 夺取营养　寄生虫无论寄生于宿主的体表或体内，其生长发育繁殖所需的营养物质均来源于宿主，从而导致宿主营养丢失。如寄生于小肠内的蛔虫以宿主消化和半消化的食糜为营养，钩虫、血吸虫以血液为营养，严重感染均可造成宿主营养不良。

2. 机械性损伤　寄生虫在入侵、移行和定居、占位时均可对宿主局部组织器官造成损伤。①机械性阻塞：如蛔虫大量寄生，可导致肠痉挛、肠梗阻；②压迫组织：如猪囊尾蚴压迫脑组织，可引起癫痫；③损伤组织：如十二指肠钩虫寄生于小肠，用其钩齿咬附肠黏膜以血液为食，造成宿主肠黏膜损伤；④破坏细胞：如寄生于红细胞内的疟原虫周期性地破坏红细胞，造成贫血。

3. 毒性作用　寄生虫的分泌物、排泄物以及虫体死亡的分解产物对宿主均有毒性作用。如痢疾阿米巴分泌溶组织酶，破坏组织，导致肠壁溃疡和肝脓肿。

4. 免疫损伤　寄生虫自身成分及其代谢产物具有抗原性，能诱发宿主出现变态反应。如棘球蚴的囊液可引发Ⅰ型超敏反应，严重者可致过敏性休克，甚至死亡。

（二）宿主对寄生虫的免疫作用

宿主对寄生虫的入侵，可产生一系列的防御反应，主要通过非特异性和特异性免疫反应，杀伤或消灭入侵的寄生虫。

1. 非特异性免疫　又称先天性免疫，受遗传因素控制，也与宿主的年龄、营养状况等因素有关。如人体的皮肤、黏膜、血 - 脑脊液屏障及胎盘的屏障作用，消化液的杀灭消化作用，吞噬细胞的吞噬作用，补体系统的防御作用等均可抵御寄生虫的入侵。

2. 特异性免疫　又称获得性免疫，是人体免疫系统被寄生虫抗原刺激后引发针对该寄生虫抗原的免疫反应。

(1) 消除性免疫：宿主被寄生虫感染后所产生的特异性免疫应答能完全消除寄生虫抗原，并对再感染具有终生免疫力，如对黑热病原虫产生的免疫。

(2) 非消除性免疫：感染寄生虫后，人体产生了获得性免疫，但不能使体内寄生虫被完全消除，只能在一定程度上抵抗再感染，包括带虫免疫和伴随免疫。

①带虫免疫：宿主感染寄生虫后，对同种寄生虫的再感染产生免疫力，但体内寄生虫并未完全被清除，一旦用药物杀灭体内残存的寄生虫，已获得的免疫力也随之消失，如抗疟原虫感染免疫。

②伴随免疫：指机体感染蠕虫后所产生的仅对其童虫再次入侵具有杀伤作用的免疫力，但不能清除体内的成虫，成虫仍可生存产卵，如抗血吸虫感染免疫。

（三）宿主与寄生虫相互作用的结果

寄生虫与宿主相互作用，依寄生虫致病力与宿主抵抗力强弱的不同，可出现三种结果：

1. 寄生虫被杀灭　宿主将体内的寄生虫全部清除，并具有完全抵御再感染的能力，这种情况比较罕见。

2. 寄生虫病和带虫状态　宿主清除部分体内寄生虫，对再感染产生了相对的抵抗力，宿主成为慢性感染者或带虫者。寄生虫侵入人体并能长期或暂时生存的现象称寄生虫感染。临床上出现明显症状和体征的寄生虫感染称寄生虫病。在相当多的情况下，人体感染寄生虫后并无明显的临床症状，这些感染者称为带虫者。患者和带虫者是寄生虫病的传染源。

3. 寄生关系终止　由于宿主的免疫力极弱，不能有效地控制寄生虫在体内生长、繁殖，最终导致宿主死亡，寄生虫也随之死亡。

五、寄生虫病的实验诊断

1. 病原学诊断　根据寄生虫生活史的特点，从患者的排泄物、血液或组织等检获寄生虫某一发育阶段，是最可靠的检查方法，广泛用于各寄生虫病的诊断。

(1) 取材范围：排泄物、分泌物、血液、骨髓、体液、活体组织（皮下组织、淋巴结、黏膜、脏器等）。

(2) 常用检查方法：粪便检查、痰液检查、尿液检查、血液检查、骨髓检查、阴道分泌物检查、十二指肠液检查、口腔分泌物检查、脑脊液检查、活体组织（皮肤、肌组织、淋巴结、直肠黏膜、脏器等）检查。

(3) 注意事项：检查范围、取材部位、取材时间、操作要领等。

查到病原体是寄生虫病确诊的依据。然而病原学诊断方法检出率较低，对轻度感染要反复检查，以免漏诊；对于在组织中或器官内寄生而不易取材的寄生虫病原检查效果不理想，则须应用免疫学检查或物理方法辅助诊断。

2. 免疫学诊断　利用寄生虫在人体引起免疫反应的原理，在体外进行抗原或抗体的检测，达到诊断的目的，称为免疫学诊断。免疫学诊断包括皮内反应和血清学诊断。皮内反应的特异性较低，可供初次筛选患者之用。血清学诊断包括应用不同的反应方法检查特异性抗原或抗体，特异性抗原阳性表示有现存感染，而特异性抗体阳性表明患者过去或现在的感染，因而可作为辅助诊断。

六、寄生虫病的流行与防治

（一）流行的基本环节

1. 传染源　传染源是指被寄生虫感染的人或动物。包括寄生虫病患者、带虫者和保虫宿主。

2. 传播途径　传播途径指寄生虫从传染源传播到易感宿主的过程。常见的传播途径主要有：

(1) 经口感染：最常见的传播途径。寄生虫的感染阶段可以通过食物、饮水、污染的手指或玩具等进入人体，如蛔虫和蛲虫等。

(2) 经皮肤感染：寄生虫感染阶段直接侵入皮肤引起感染，如钩虫和血吸虫等。

(3) 经媒介昆虫传播：有些寄生虫可通过吸血的节肢动物叮咬进入人体（如蚊传播疟疾，白蛉传播黑热病），此类疾病称为虫媒病。

(4) 接触感染：某些寄生虫通过直接或间接接触侵入人体，如疥螨可以直接接触或共用毛巾间接接触而感染。

(5) 其他感染方式：包括经胎盘感染（如弓形虫）、输血感染（如疟原虫）、自身感染（如猪囊尾蚴）等。

3. 易感人群　对寄生虫缺乏免疫力或免疫力低下的人群。人群对寄生虫病普遍易感。

（二）流行因素

1. 自然因素　自然因素包括气候因素（温度、湿度、雨量、光照等）、地理环境和生物种群等。气候因素影响寄生虫在外界的生长发育及中间宿主、传播媒介的孳生活动与繁殖，如血吸虫毛蚴的孵化和尾蚴的逸出除需要水外，还与温度、光照等条件有关，因此血吸虫病主要在我国南方流行。地理环境影响中间宿主的孳生与分布，如肺吸虫的中间宿主溪蟹和蝲蛄只适合生长在山区小溪，因此肺吸虫病大多只在丘陵、山区流行。

2. 生物因素　有些寄生虫生活史需要中间宿主或节肢动物，这些中间宿主或节肢动物的存在与否决定了这些寄生虫病能否流行，如丝虫病的流行与相应蚊媒的地理分布、活动季节相符合。

3. 社会因素　社会因素包括社会制度、经济状况、科学水平、文化教育、医疗卫生、防疫保健以及人的生产方式和生活习惯等。

(三) 流行特点

1. 地方性　某种疾病在某一地区经常发生，无需自外地输入，这种情况被称为地方性。寄生虫病的流行与分布常有明显的地方性。这种特点与当地气候条件、中间宿主或媒介昆虫的地理分布、人群的生活习惯和生产方式等因素有关，如有些食源性寄生虫病（如华支睾吸虫病、旋毛虫病等）的流行与当地居民的饮食习惯密切相关。

2. 季节性　由于温度、湿度、雨量、光照等气候条件会对寄生虫及其中间宿主和媒介节肢动物种群数量的消长产生影响，寄生虫病的流行往往呈现明显的季节性。人群的生产和生活活动也会造成感染的季节性，人们常因农业生产或下水活动而接触疫水感染血吸虫病，因此急性血吸虫病往往发生在夏季。

3. 自然疫源性　有的寄生虫病可以在脊椎动物和人之间自然传播，称为人兽共患寄生虫病。在原始森林或荒漠地区，这些寄生虫一直在脊椎动物之间传播，人偶然进入该地区时，则可由脊椎动物通过一定途径传播给人。寄生虫病自然流行的地区称为自然疫源地。

(四) 我国寄生虫病的流行现状

我国是寄生虫病严重流行的国家之一，寄生虫病一直是危害人民健康的重要疾病。新中国成立后，我国大力开展对曾严重危害人民健康的五大寄生虫病（血吸虫病、疟疾、丝虫病、钩虫病和黑热病）的防治工作，许多省（区、市）在农村开展了以驱虫治疗为主、结合健康教育和粪便管理的寄生虫病综合防治措施，寄生虫病防治取得了举世瞩目的成效。如 20 世纪 50 年代末基本消灭了黑热病；1995 年全国 12 个血吸虫病流行省（区、市）中已经有 5 个省（区、市）消灭了血吸虫病；2006 年，中国成为世界上现有丝虫病流行的国家中第一个实现并达到传播阻断或基本消灭丝虫病标准的国家。

2001 年 6 月 ~2004 年底在全国 31 个省（区、市）组织开展了人体重要寄生虫病现状调查，结果显示，蠕虫感染率分别为蛔虫 12.72%、钩虫 6.12%、鞭虫 4.63%、带绦虫 0.28%、流行区华支睾吸虫 2.40%、12 岁以下儿童蛲虫 10.28%；棘球蚴病阳性率为 12.04%，囊虫病阳性率为 0.58%，肺吸虫病阳性率为 1.71%，旋毛虫病阳性率为 3.38%，弓形虫阳性率为 7.88%。与 1990 年第一次全国人体寄生虫病调查结果对比，存在以下流行态势：①钩虫、蛔虫、鞭虫等土源性线虫感染率明显下降；②食源性寄生虫的感染率在部分省（区、市）明显上升；③棘球蚴病在西部地区流行仍较严重。

(五) 防治原则

我国地域广阔，寄生虫种类繁多，大多数人体寄生虫的生活史比较复杂，要达到有效防治的目的，必须依据寄生虫病流行的基本环节、影响因素，采取综合性防治原则。

1. 控制和消灭传染源　对患者和带虫者进行普查普治，对保虫宿主作适当处理，是控制和消灭传染源的有效措施。

2. 切断传播途径 采取综合措施，强化粪便和水源管理，搞好环境和个人卫生，杀灭或控制中间宿主及昆虫媒介，是切断传播途径的必要措施。

3. 保护易感人群 对特定易感人群和个体以及初次进入流行区的人群采取必要的保护措施，如使用防护品、预防服药，加强宣传教育，改变不良的饮食和行为习惯，提高自我防护意识，可以有效保护易感人群。

本章小结

寄生虫检验技术是研究与人体有关的寄生虫的形态结构、生活史、致病性、实验诊断、流行规律和防治原则及其检验技术的一门学科。

共生现象：①共栖：一方受益，另一方既不受益也不受害；②互利共生：双方均受益；③寄生：一方受益，另一方受害。

一些生物暂时或永久地生活在另一种生物的体内或体表，获得营养和居住条件，并给对方造成损害，这种生活方式称为寄生生活。营寄生生活的低等动物称为寄生虫；被寄生虫寄生的人或动物称为宿主(终宿主、中间宿主、保虫宿主、转续宿主)。

寄生虫完成一代生长、发育、繁殖的全过程及其所需的外界环境条件称为寄生虫生活史。寄生虫生活史中，具有感染人体能力的发育阶段称为感染阶段。

寄生虫对宿主的致病作用包括：夺取营养、机械性损伤、毒性及免疫损伤。

寄生虫病流行的基本环节：传染源、传播途径、易感人群。流行因素：自然因素、生物因素、社会因素。流行特点：地方性、季节性、自然疫源性。

寄生虫病防治原则：控制和消灭传染源、切断传播途径、保护易感人群。

（叶 薇）

目标测试

A1 型题

1. 保虫宿主是指
   A. 寄生虫寄生的动物
   B. 寄生虫寄生的脊椎动物
   C. 人体寄生虫寄生的脊椎动物
   D. 人体寄生虫寄生的节肢动物
   E. 人体寄生虫寄生的所有动物
2. 经接触感染的寄生虫是
   A. 钩虫
   B. 蛲虫
   C. 溶组织内阿米巴
   D. 弓形虫
   E. 疥螨
3. 确诊寄生虫病的检验方法主要是
   A. 病原学检查
   B. 免疫学检查
   C. 动物接种
   D. 活组织检查
   E. 分子生物学技术
4. 带虫者的含义是
   A. 体外有寄生虫寄生的患者
   B. 体内有寄生虫寄生的患者
   C. 感染寄生虫的动物

D. 慢性寄生虫病患者
E. 感染寄生虫后无明显临床症状，能持续排出寄生虫者

5. 寄生虫病的防治主要原则是
A. 治疗患者
B. 治疗带虫者
C. 针对流行环节，综合防治
D. 消灭保虫宿主
E. 保护易感人群

6. 机会致病寄生虫是指
A. 偶尔感染的寄生虫
B. 暂时寄生的寄生虫
C. 随机感染的寄生虫
D. 通常处于隐性感染状态，免疫功能低下时致病的寄生虫
E. 免疫功能正常时致病的寄生虫

7. 寄生虫病流行的特点是
A. 多发性，季节性，自然疫源性
B. 阶段性，自然疫源性，多发性
C. 地方性，季节性，自然疫源性
D. 自然疫源性，阶段性，地方性
E. 阶段性，连续性，季节性

B1 型题

A. 一方受益，另一方受害
B. 一方受益，另一方既不受益也不害
C. 双方都不受益
D. 双方都不受害
E. 在营养上互相依赖，双方都受益

8. 共栖
9. 寄生
10. 互利共生

第二篇 医学蠕虫

蠕虫是借助肌肉伸缩进行蠕形运动的一类多细胞无脊椎动物。蠕虫在自然中分布广泛，大多数营自生生活，少数寄生于人和动植物体表或体内，营寄生生活。凡是寄生在人体、与医学有关的蠕虫称为医学蠕虫。

某些蠕虫的幼虫侵入非适宜宿主体内，不再发育为成虫，但长期在组织内移行，造成局部和全身的病变，称为幼虫移行症。根据幼虫侵犯部位不同，可分为皮肤幼虫移行症和内脏幼虫移行症。

寄生于人体的蠕虫约有 250 余种，其中比较重要的有约 30 种，分别属于线形动物门、扁形动物门和棘头动物门。

1. 线形动物门　常见寄生虫有线虫纲的似蚓蛔线虫、毛首鞭形线虫、蠕形住肠线虫、钩虫(十二指肠钩口线虫和美洲板口线虫等)、班氏吴策线虫、马来布鲁线虫、旋毛形线虫等。

2. 扁形动物门　常见寄生虫有吸虫纲的华支睾吸虫、布氏姜片吸虫、卫氏并殖吸虫和日本血吸虫等；绦虫纲的链状带绦虫、肥胖带吻绦虫、细粒棘球绦虫等。

3. 棘头动物门　棘头虫纲常见猪巨吻棘头虫等。

第一章 线虫纲

学习目标

1. 掌握　常见线虫的形态、感染阶段、感染途径与方式、实验诊断。
2. 熟悉　常见线虫的致病机制、所致疾病。
3. 了解　常见线虫的流行分布与防治原则。

第一节 概　　述

线虫隶属于线形动物门的线虫纲，种类繁多，广泛分布在水和土壤中，大多营自生生活，仅少部分营寄生生活。寄生于人体的线虫约十余种。

一、形态

(一) 成虫

线状或圆柱形,体表光滑不分节,两侧对称。前端钝圆,后端逐渐变细。雌雄异体,雌虫较大,尾端尖直,雄虫较小,尾端多向腹面卷曲或膨大呈伞状。

1. 体壁　体壁自外向内由角皮层、皮下层和纵肌层组成。

(1) 角皮层:由皮下层细胞分泌物形成,无细胞结构,质坚具弹性,覆盖于体表、口孔、肛孔、排泄孔、阴道等部位。在虫体前端、后端常具有由角皮形成的一些特殊结构,如唇瓣、乳突、翼、嵴及雄虫的交合伞、交合刺等。

(2) 皮下层:由合胞体组成,无细胞界限,含丰富的糖原颗粒、线粒体、内质网及酯酶等。此层在虫体背面、腹面和两侧面的中央均向内增厚、突出,形成四条纵索,分别称为背索、腹索和侧索。背索和腹索较小,其内有纵行的神经干;两条侧索明显粗大,其内有排泄管道通过。

(3) 纵肌层:在皮下层之内,由单一纵行排列的肌细胞组成,肌细胞由可收缩的纤维和不可收缩的细胞体构成。根据肌细胞的大小、数量及排列方式,可分为三种肌型:肌细胞大而少的称为少肌型,如钩虫;肌细胞多而长的称为多肌型,如蛔虫;肌细胞细而密的称为细肌型,如鞭虫。

在体壁与消化道之间的腔隙无上皮细胞,称原体腔。腔内充满液体,内部器官浸浴其中,成为组织器官间交换营养物质、氧气和代谢产物的介质。原体腔具有流体静压的特点,能将肌肉收缩施加的压力向各方传递,这对线虫的运动、摄食、体态和排泄等都有重要作用。

2. 消化系统　线虫的消化道完整,由口孔、口腔、咽管、中肠、直肠和肛门组成。口孔在头部顶端,其周常被唇瓣围绕。不同虫种的口腔形状不一,有的虫种口腔变大,形成口囊。咽管通称食管,圆柱形,下段常有膨大部分,其形状是重要的分类特征。咽管腺分泌物中含有帮助消化食物及具有抗原性的各种酶。肠管为非肌性结构,肠壁由单层柱状上皮细胞构成,内缘具微绒毛,外缘为基膜。肠细胞内含有丰富的线粒体、糖原颗粒、内质网及核糖体等,具有吸收和输送营养物质的功能。雄虫的直肠通入泄殖腔,雌虫的肛门通常位于虫体末端的腹面。

3. 生殖系统　雌、雄虫生殖器官均由细长弯曲的小管组成。雄性生殖系统由睾丸、储精囊、输精管、射精管及交配附器组成,属单管型;雄虫尾端具有 1 个或 1 对角质交合刺。雌性生殖器官大多为双管型,一般包括卵巢、输卵管、子宫、排卵管、阴道和阴门等部分;两个排卵管汇合通入阴道,开口于虫体腹面的阴门。

4. 神经系统　咽部神经环是神经系统的中枢,向前发出 3 对神经干,支配口周的感觉器官,向后发出背、腹及两侧共 3~4 对神经干,包埋于皮下层或纵索中,分别控制虫体的运动和感觉。线虫的主要感觉器官是位于头部和尾部的乳突、头感器和尾感器,可对机械的或化学的刺激起反应,调节腺体分泌。

5. 排泄系统　线虫的排泄系统有管型和腺型两种。有尾感器亚纲的虫种为管型结构,无尾感器亚纲的虫种为腺型(图 1-1)。

(二) 虫卵

卵圆形,无卵盖,卵壳多为淡黄色、棕黄色或无色。在排出体外时有的线虫卵含有一个尚未分裂的卵细胞,如蛔虫卵;有的卵细胞正在分裂中,如钩虫卵;有的已发育成蝌蚪期胚

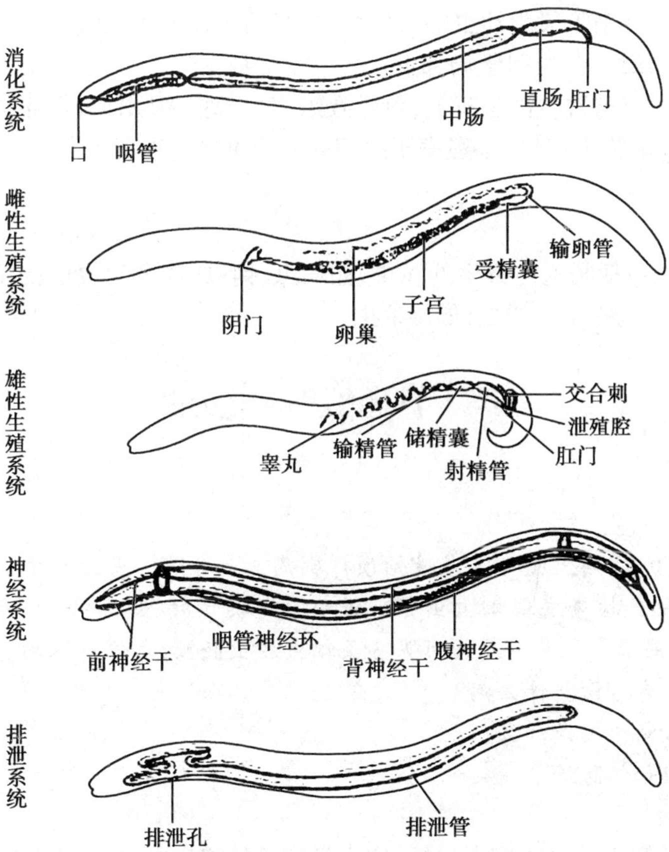

图 1-1 线虫的内部结构

胎，如蛲虫卵。

二、生活史

1. 线虫的发育阶段　线虫的基本发育分为虫卵、幼虫、成虫三个阶段，感染阶段是虫卵或幼虫。

2. 生活史类型

(1) 土源性线虫：发育过程中不需要中间宿主，称为直接发育型。肠道线虫虽多属此型，但各种线虫之间仍有差别。如蛲虫卵产出后不久即具有感染力；而蛔虫、鞭虫卵需在外界发育一段时期，才成为感染期虫卵。线虫卵和幼虫的发育对温度、湿度、氧等外界环境因素较为敏感，尤其适于在潮湿和荫蔽的环境中生长发育。

(2) 生物源性线虫：发育过程中需要中间宿主，称为间接发育型。组织内寄生线虫多属此型。幼虫在中间宿主体内发育为感染期幼虫后，再经皮肤或经口感染人体，寄生在组织内，如丝虫。外界环境因素对这一类线虫的发育也有很大的影响。

三、致病

线虫对人体的危害程度与寄生虫的种类、数量、发育阶段、寄生部位、虫体的机械作用和化学作用，以及宿主的免疫状态等因素有关。

1. 幼虫致病 感染阶段为幼虫的寄生线虫,当幼虫侵入皮肤时,可引起皮炎;当幼虫在体内移行或寄生于组织时,可引起局部炎症反应或全身反应。

2. 成虫致病 多与寄生部位有关,可导致组织出现损伤、出血、炎症、细胞增生等病变,患者可表现出不同的临床症状。一般寄于组织内的线虫的致病力比寄生于肠道内的线虫强。

四、分类

线虫纲寄生虫包括肠道内寄生的线虫,如蛔虫、钩虫、蛲虫和鞭虫;组织内寄生的线虫,如丝虫;肠道兼组织内寄生的线虫,如旋毛虫。

第二节 似蚓蛔线虫

病例

患者,男,51岁,因上腹部阵发性钻顶样剧痛4天入院。患者半年前有粪便排出蛔虫成虫病史。粪便检查发现蛔虫虫卵。腹部B超提示肝、胆、胰未见明显异常。胃镜检查见:十二指肠降部乳头开口处可见3条蛔虫成虫嵌顿,虫体有蠕动。

请问:1. 患者可诊断什么病?

2. 诊断依据是什么?

3. 应如何防治?

似蚓蛔线虫简称人蛔虫或蛔虫,是人体内最常见的寄生虫之一,也是寄生人体肠道中最大的线虫。成虫寄生于人体小肠,引起蛔虫病。

一、形态

考点提示

蛔虫成虫及虫卵的主要特点

1. 成虫 成虫呈圆柱状,形似蚯蚓,活时略带粉红色或微黄色,死后灰白色。蛔虫是寄生人体肠道中最大的线虫。雌虫长20~35cm,有的可达49cm,最宽处直径约为3~6mm;雄虫长15~31cm,最宽处直径约为2~4mm。成虫体表可见有细横纹和明显的侧索。头尾两端略细,雌虫尾端钝圆,雄虫尾端向腹面弯曲。口孔位于虫体顶端,周围有三唇瓣,排列呈“品”字形(图1-2),内缘具细齿。口孔下连食管、肠管。直肠短,雌虫消化道末端开口于肛门,雄虫则通入泄殖腔。生殖系统为管状结构,雌虫为双管型,盘绕在虫体后2/3部分的原体腔内,阴门位于虫体腹面中部之前;雄虫为单管型,有一对象牙状的交合刺。

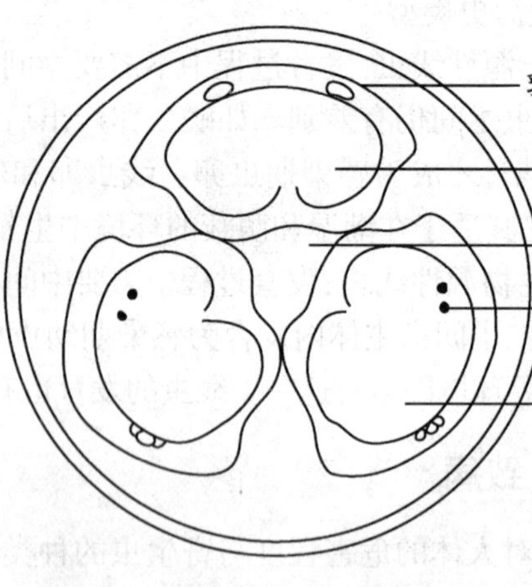

图1-2 蛔虫头端顶面

2. 虫卵 从人体粪便标本中能检出的蛔虫卵有受精卵和未受精卵(图1-3)。

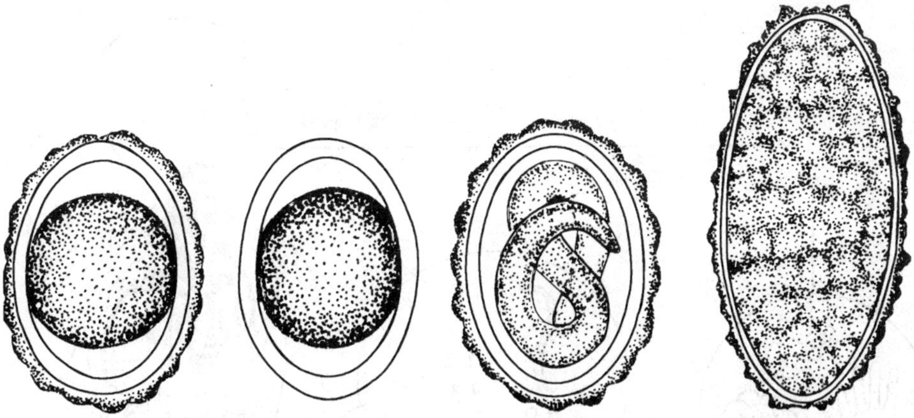

图 1-3 蛔虫虫卵

(1) 受精蛔虫卵：呈宽椭圆形，大小约为(45~75) μm×(35~50) μm，卵壳外有一层由雌虫子宫分泌物形成的蛋白质膜，表面凹凸不平，在肠道内被胆汁染成棕黄色。卵内有一个大而圆的卵细胞，与卵壳间形成新月形空隙。

(2) 未受精蛔虫卵：呈长椭圆形，大小约为(88~94) μm×(39~44) μm，卵壳与蛋白质膜均较受精蛔虫卵薄，卵内充满大小不等的折光性颗粒。若蛔虫卵的蛋白质膜脱落，卵壳则呈无色透明。

二、生活史

成虫寄生在人体小肠中，以肠内半消化物为食，雌雄虫交配后，雌虫产卵，虫卵随宿主粪便排出体外。蛔虫生活史不需要中间宿主，属直接发育型。

1. 在外界的发育　受精蛔虫卵随粪便排出体外，在潮湿、荫蔽、氧气充足、温度适宜21~30℃的土壤中，约经 2 周卵内的卵细胞发育为幼虫，再过 1 周卵内幼虫第一次蜕皮发育为感染期虫卵。

2. 在人体内发育　感染期虫卵被人误食后在小肠内孵化，卵内幼虫释放孵化液消化卵壳后，破壳逸出。孵出的幼虫侵入肠黏膜和黏膜下层，进入静脉或淋巴管，经肝、右心到达肺部，再穿破肺泡毛细血管进入肺泡腔。幼虫在肺泡进行第二、第三次蜕皮，其后沿支气管、气管逆行至咽部，随吞咽动作经食管、胃到达小肠。在小肠内的幼虫经第四次蜕皮，成为童虫，再经数周发育为成虫(图 1-4)。移行过程中幼虫可随血流到达其他器官，一般不能发育成为成虫，但可造成器官的损害。自人体感染到雌虫开始产卵约需 60~75 天。蛔虫在人体内的生存时间一般约为 1 年。

三、致病

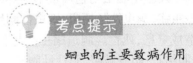

> **考点提示**
> 蛔虫的主要致病作用

蛔虫致病主要由幼虫在体内移行和成虫对宿主的损害所致，主要表现为机械性损伤、变态反应以及导致宿主肠道功能障碍。

1. 幼虫致病　幼虫在体内移行时可造成组织机械性损伤。在肺部停留发育时，使细支气管上皮细胞脱落、肺部出血，引起蛔蚴性肺炎、哮

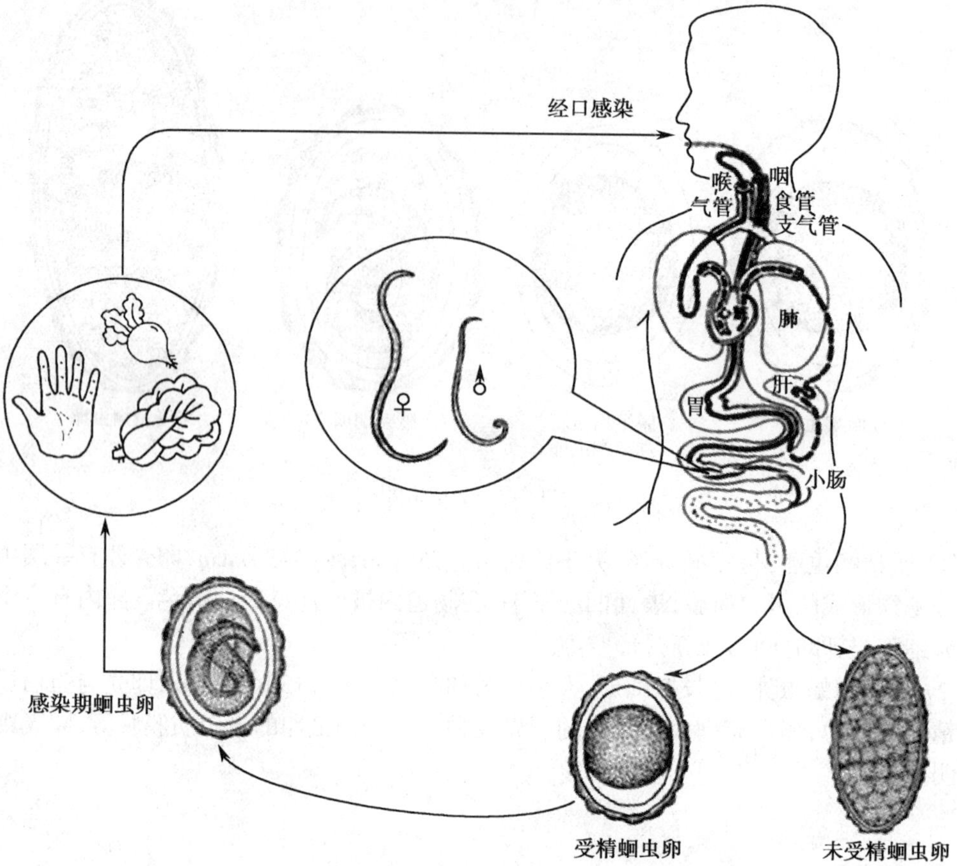

图 1-4 蛔虫生活史

喘和嗜酸性粒细胞增多症。严重感染时，幼虫还可侵入脑、肝、脾、肾和甲状腺等器官，引起异位寄生。

2. 成虫致病 蛔虫寄生在空肠，以肠腔内半消化食物为食。成虫在肠道有时呈螺旋状运动或钻入在肠壁开口的管道内，如胆管、胰腺管等。

(1) 掠夺营养：蛔虫在小肠内不但掠夺宿主营养，而且由于损害肠黏膜导致消化和吸收障碍，从而引起营养不良，多见于营养差或感染重的儿童。患者常有食欲下降、恶心、呕吐、脐周间隙性腹痛、腹泻等症状，这与肠道黏膜受损和肠壁炎症影响肠道蠕动有关。

(2) 引起变态反应：蛔虫患者也可出现荨麻疹、皮肤瘙痒、血管神经性水肿、视神经炎、结膜炎以及蛔虫中毒性脑病等症状。这可能是由于蛔虫变应原被人体吸收后，引起 IgE 介导的变态反应所致。

(3) 并发症：蛔虫有钻孔的习性，若在宿主机体不适（发热、胃肠病变等）、或大量食入辛辣食物以及服用驱虫药物剂量不当等因素刺激下，蛔虫可钻入开口于肠壁的各种管道，引起胆道蛔虫症、蛔虫性肠梗阻、蛔虫性阑尾炎、胰腺蛔虫病等，甚至上窜至呼吸道，阻塞气管、支气管造成窒息、死亡。胆道蛔虫症是临床上最常见的并发症，严重者可引起胆道大出血、肝脓肿、胆结石、胆囊破裂、胆汁性腹膜炎等。蛔虫性肠梗阻是因大量虫体扭结成团，堵塞肠管，或者蛔虫寄生部位肠段的正常蠕动发生障碍所致，阻塞可发生在小肠各部位，尤以回肠多见，进一步可发展为绞窄性肠梗阻、肠扭转、肠套叠和肠坏死。蛔虫也可穿过肠壁而引起肠穿孔和急性腹膜炎，从而导致患者死亡，病死率可达 15%。

四、实验诊断

自患者粪便中检查出虫卵即可确诊。由于蛔虫产卵量大，采用直接涂片法查一张涂片的检出率为 80% 左右，查 3 张涂片可达 95%。对直接涂片阴性者，可采用沉淀法和漂浮浓聚法，检出效果更好。饱和盐水漂浮法对受精蛔虫卵较好，对未受精卵效果较差。定量透明法（加藤厚涂片法）既可定性，又可定量，且操作简单、方便。

> **考点提示**
>
> 诊断蛔虫患者常用的实验方法

对粪便中查不到虫卵，而临床表现疑似蛔虫病者，可用驱虫治疗性诊断，根据患者排出虫体形态进行鉴别。疑为蛔虫性肺炎的患者可检查痰中蛔蚴确诊。

五、流行与防治

1. 流行　蛔虫呈世界性分布，尤其在温暖、潮湿和卫生条件差的地区。粪便内含受精蛔虫卵的人是主要传染源；人群对蛔虫普遍易感，因食用被虫卵污染的生菜、泡菜和瓜果等而感染。

蛔虫感染率农村高于城市，儿童高于成人。2001~2004 年全国寄生虫病调查结果显示：全国 31 个省（区、市）共检查 356 629 人，蛔虫平均感染率为 12.72%，较 1990 年的 44.59% 下降 71.47%，推算目前我国蛔虫感染人数约 8593 万，与 1990 年的 5.31 亿相比减少 83.82%。

影响蛔虫病流行的主要因素有：

(1) 蛔虫产卵量大：一条雌虫日产卵约 24 万个。

(2) 虫卵抵抗力强：虫卵对外界理化等因素的抵抗力强，在荫蔽的土壤或蔬菜可活数月至 1 年，10% 硫酸、福尔马林、食用醋、酱油或腌菜的盐水等均不能将虫卵杀死；但虫卵对能溶解或透过蛔甙层的有机溶剂（如氯仿、乙醇）或气体（氰化氢、一氧化碳）则很敏感。

(3) 生活史简单：蛔虫在外界环境中无需中间宿主而直接发育为感染期虫卵。

(4) 粪便管理不当：使用未经无害化处理的人粪施肥，或儿童随地解便是造成虫卵污染土壤、蔬菜或地面的主要原因。

(5) 饮食习惯不良：吃未洗净的瓜果、蔬菜，喝生水，玩泥土，饭前便后不洗手等习惯均可造成感染。

(6) 禽畜、节肢动物携带播撒：鸡、犬、蝇类的机械性携带，也对蛔虫卵的播散起一定作用。

2. 防治　采用综合措施，包括查治患者及带虫者，管理粪便等。

(1) 预防：对患者和带虫者进行驱虫治疗是控制传染源的重要措施；粪便无害化处理，既可防病，又可保肥；加强卫生宣教，注意饮食卫生、个人卫生和环境卫生，消灭蟑螂、苍蝇等，可减少感染机会，防止食入蛔虫卵。

(2) 治疗：目前常用的驱虫药为阿苯哒唑、甲苯咪唑，伊维菌素治疗蛔虫病治愈率 100%。驱虫时间宜选在感染高峰之后的秋、冬季节，学龄儿童可采用集体服药。由于存在再感染的可能性，感染程度高的地区最好每隔 3~6 个月驱虫一次。对有并发症的患者，应及时送医院治疗。

第三节 毛首鞭形线虫

病例

患者，女，62岁，因右下腹部疼痛2天入院。患者自诉2天前无明显诱因出现右下腹疼痛，呈持续性绞痛，阵发性加剧，无放射痛，无发热、恶心呕吐、腹泻，既往无特殊病史。体格检查：T 36.2℃，神志清楚、血压、脉搏、心肺均正常。肠镜示：回盲部见较多虫体，形似马鞭，长约3~4cm。粪便检查发现大量纺锤形、两端各具一透明塞状突起的虫卵。

请问：1. 患者可能患何病？

2. 诊断依据？

3. 应如何治疗？

毛首鞭形线虫简称鞭虫，是人体常见的寄生虫之一。成虫寄生于人体盲肠，引起鞭虫病。

一、形态

考点提示

鞭虫成虫和虫卵的主要特点

1. 成虫　虫体前3/5细长，后2/5粗短，形似马鞭。口腔极小，咽管细长。咽管外被呈串珠状排列的杆细胞组成的杆状体包绕，杆细胞的分泌物可消化宿主细胞，且有抗原性。雌虫长35~50mm，尾端钝圆；雄虫长30~45mm，尾端向腹面呈环状卷曲，有交合刺1根，可自鞘内伸出，鞘表面有小刺。两性成虫的生殖系统均为单管型。

2. 虫卵　纺锤形或腰鼓状，黄褐色，大小为(50~54)μm×(22~23)μm，卵壳较厚，虫卵两端各具一透明塞状突起，称为盖塞，卵内含一个卵细胞(图1-5)。

二、生活史

成虫主要寄生于人体盲肠，严重感染时可在结肠、直肠、甚至回肠下段寄生。雌虫日均产卵约两千个，虫卵随粪便排出体外，在温度、湿度适宜的泥土中，约经3~5周发育为感染期虫卵。感染期虫卵随被污染的食物、饮水、蔬菜等经口进入人体。在小肠内，卵内幼虫自卵壳一端的盖塞处逸出，从肠腺隐窝处侵入局部肠黏膜，约经10天发育，幼虫重返肠腔，移行至盲肠，以其纤细的前端钻入肠壁黏膜至黏膜下层组织，摄取营养并发育为成虫。自误食感染期虫卵至成虫发育成熟并产卵，约需时1~3个月。鞭虫在人体内一般可存活3~5年。

三、致病

成虫细长的前端能侵入宿主黏膜下层乃至肌层，以组织液和血液为食。当寄生虫体数目较多时，由于虫体的机械性损伤和分泌物的刺激作用，可致肠壁黏膜组织出现充血、水肿或出血等慢性炎症反应，甚至造成肠壁增厚、形成肉芽肿等病变。一般轻度感染多无明显症状，严重感染者可出现头晕、下腹部阵发性腹痛、慢性腹泻、大便隐血或带鲜血、消瘦及贫血等。儿童重度感染，可导致直肠脱垂，少数患者可出现发热、荨麻疹、嗜酸性粒细胞增多、四

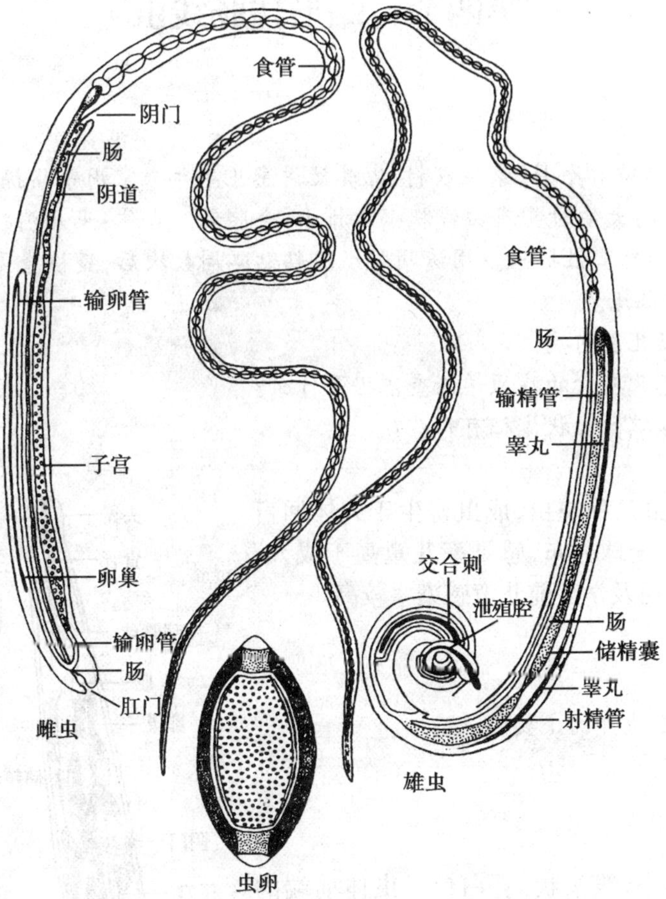

图 1-5 鞭虫形态

肢浮肿等全身反应。

四、实验诊断

采用粪便直接涂片法、沉淀集卵法、饱和盐水漂浮法及定量透明法等查虫卵。因鞭虫卵较小，容易漏检，需仔细检查，以提高检出率。

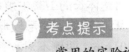

> 考点提示
> 常用的实验诊断方法

五、流行与防治

1. 流行　鞭虫病的分布和流行因素与蛔虫病基本相同，常与蛔虫同时存在，但虫卵抵抗力较蛔虫低，因此鞭虫感染率不如蛔虫高。人是唯一传染源，虫卵通过污染土壤和地面造成传播，人群对鞭虫普遍易感。

2. 防治　防治原则与蛔虫基本相同。对患者和带虫者应驱虫治疗，常见的药物有阿苯哒唑和甲苯咪唑。

第四节 蠕形住肠线虫

病例

患儿男性，6 岁 8 个月，家住农村，据其父讲患儿半年来常用手指挠肛门，夜间睡眠常有夜惊和磨牙，大便时常有白线状小虫排出，会爬动。查体：患儿消瘦，痛苦病容，肛周皮肤有红肿和陈旧性抓痕。用透明胶纸法粘贴肛周数次后，镜检查见许多 字形虫卵，内含一条胚蚴。

问题：1. 患儿患何病？

2. 患儿确诊的病原学检查依据是什么？

3. 该病的症状体征有哪些？

蠕形住肠线虫又称蛲虫，成虫寄生于人体回盲部，引起蛲虫病。全球分布，感染率儿童高于成人，尤以幼儿园、托儿所及学龄前儿童感染率较高。

考点提示

蛲虫成虫和虫卵的主要特点

一、形态

1. 成虫 细小，线头状，乳白色。虫体前端的角皮扩大形成头翼，咽管末端膨大呈球形，称咽管球。雄虫较小，(2~5) mm × (0.1~0.2) mm，后端向腹面卷曲，生殖系统为单管型；雌虫较大，(8~13) mm × (0.3~0.5) mm，虫体中部膨大，略呈长纺锤形，尾端直而尖细，尖细部可达体长的 1/3，生殖系统为双管型。

2. 虫卵 无色透明，卵壳较厚，大小为(50~60) μm × (20~30) μm。两侧不对称，一侧较平，一侧稍凸，呈“D”字形，内含一蝌蚪期胚蚴(图 1-6)。

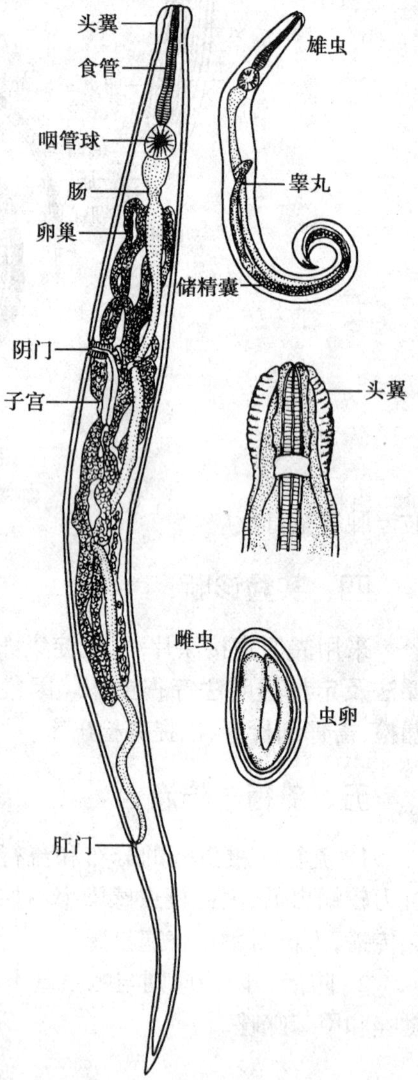

图 1-6 蛲虫形态

二、生活史

成虫寄生于人体的盲肠、结肠及回肠下段，重度感染时也可达胃和食管等处。虫体可游离于肠腔，或附着在肠黏膜上，以肠腔内容物、组织液和血液为食。雌、雄虫交配后，雄虫大多很快死亡而被排出，成熟的雌虫在肠腔内向下段移行。在肠内蛲虫一般不排卵或仅排少量卵，当宿主熟睡时，肛门括约肌较松弛，部分雌虫可从肛门爬出，因受温度及湿度改变和空气的刺激，便开始大量排卵。雌虫排卵后大多枯干死亡，也有少数雌虫可返回肠道，或误入阴道、尿道等处，引起异位损害。

虫卵在肛门附近，约经 6 小时卵内幼虫发育成熟，并蜕皮 1 次，即为感染期虫卵。雌虫的产卵活动引起肛周皮肤发痒，当患儿用手搔痒时，虫卵污染手指，再经口食入而形成自身感染。感染期虫卵也可散落在衣裤、被褥或玩具、食物上，经吞食或随空气吸入等方式使人受染。被吞食的虫卵在十二指肠内孵化，幼虫沿小肠下行，途中蜕皮两次，至结肠再蜕皮 1 次后发育为成虫(图 1-7)。自吞入感染期虫卵至虫体发育成熟约需 2~6 周。雌虫寿命约 2~4 周，一般不超过两个月，最长可达 101 天。

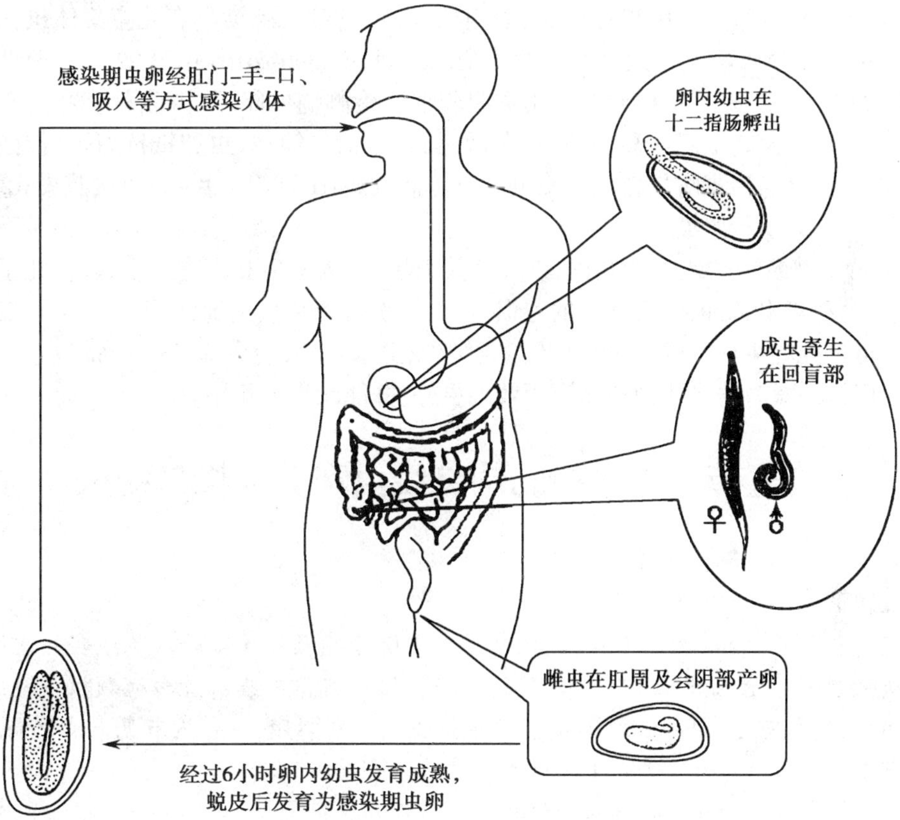
感染期虫卵经肛门-手-口、
吸入等方式感染人体
卵内幼虫在
十二指肠孵出
成虫寄生
在回盲部
♀
♂
雌虫在肛周及会阴部产卵
经过6小时卵内幼虫发育成熟，
蜕皮后发育为感染期虫卵

图 1-7 蛲虫生活史

三、致病

蛲虫爬至肛门外产卵时，刺激局部，常引起肛门及会阴部瘙痒，抓破后引起继发感染。儿童患者常有烦躁不安，夜惊、失眠、夜间磨牙等神经精神症状，严重者可引起脱肛。蛲虫异位寄生可引起蛲虫性阑尾炎，甚至可形成以虫体或虫卵为中心的肉芽肿病变，造成严重损害。雌虫经阴道、子宫颈逆行入子宫和输卵管，可引起阴道炎、子宫颈炎、子宫内膜炎和输卵管脓肿，严重者还可并发输卵管穿孔。此外，还有蛲虫感染引起蛲虫性哮喘和肺部损伤等异位损害的报道。

四、实验诊断

考点提示

常用的实验诊断方法

因蛲虫一般不在人体肠道内产卵，所以粪便检查虫卵的阳性率极低，故诊断蛲虫病常采用透明胶纸法或棉签拭子法，于清晨便前或洗澡前检查肛周。此法操作简便，检出率高。若首次检查阴性，需再连续检查2~3天。此外，也可在粪便内或肛门周围检获成虫，根据蛲虫形态特点诊断。

五、流行与防治

1. 流行　蛲虫感染呈世界性分布，国内感染也较普遍，感染具有儿童集体机构聚集性和家庭聚集性的分布特点。人是唯一的传染源。我国2006~2010年对22个土源性线虫病国家级监测点3~12岁儿童17 068人用透明胶纸法检测蛲虫卵，平均感染率为7.99%，最高可达56.15%。因为蛲虫寿命短、对驱虫药敏感，且生活史简单、虫卵抵抗力强，传播方式多速度快，本病具有易治难防的特点。蛲虫主要传播方式：①肛门-手-口直接感染；②接触感染和吸入感染；③逆行感染。

2. 防治　普及预防蛲虫的知识，讲究公共卫生、个人卫生和家庭卫生，教育儿童养成不吸吮手指、勤剪指甲、饭前便后洗手的习惯，定期烫洗被褥和清洗玩具，用0.05%碘液处理玩具1小时可杀死蛲虫卵。驱虫常采用阿苯哒唑或甲苯咪唑，治愈率可达95%以上。婴幼儿可遵医嘱用量酌减。若将几种药物合用效果更好，并能减少副作用。

第五节　十二指肠钩口线虫和美洲板口线虫

病例

患者，男，因消瘦、乏力半年，黑便2周伴上腹隐痛及体重减轻入院。实验室检查：血红蛋白36g/L，大便潜血（+++）。胃镜检查：胃窦、胃体黏膜有黄白色颗粒、糜烂及出血。另外，窦部有10余条长约1cm乳白色线虫咬附肠黏膜，虫体内可见未消化血液。

问题：1. 本病例为何寄生虫感染？

2. 解释本病例的症状和体征？

3. 如何加强本病的防治？

寄生人体的钩虫主要为十二指肠钩口线虫和美洲板口线虫，分别简称为十二指肠钩虫和美洲钩虫。成虫寄生于人体小肠，引起钩虫病，对人体危害严重，为我国五大寄生虫病之一。

一、形态

考点提示

钩虫成虫、幼虫、虫卵的主要特点

1. 成虫　两种钩虫外形相似，半透明，圆柱状，活时肉红色，死后灰白色。虫体细长，雌虫较大（9~13）mm×（0.4~0.6）mm，雄虫略小（5~11）mm×（0.3~0.5）mm。十二指肠钩虫头、尾部均向背侧弯曲，呈“C”形；美洲钩虫头部向背侧弯曲，尾部向腹侧弯曲，呈“S”形。虫体前端较细，顶端有一发达的口囊。十二指肠钩虫的口囊呈扁卵圆形，其腹侧缘有钩齿2对，外齿一般较内齿略大，背侧中央有一半圆形深凹，两侧微呈突起。美洲钩虫口囊呈椭圆形，其腹侧缘有板齿1对，背侧缘则有1个呈圆锥状的尖齿。钩虫的咽管长度约为体长的1/6，管壁肌肉发达，有助于吸血。

虫体前端有三种单细胞腺体：①头腺1对，开口于口囊两侧的头感器孔，分泌抗凝素及乙酰胆碱酯酶。抗凝素具有抗凝血酶原作用，阻止宿主肠壁伤口的血液凝固，有利于钩虫吸血；乙酰胆碱酯酶可破坏乙酰胆碱，从而影响神经介质的传递作用，降低宿主肠壁的蠕动，有利于虫体的附着。②咽腺3个，位于咽管壁内，其主要分泌物为乙酰胆碱酯酶、蛋白酶及胶原酶。③排泄腺1对，与排泄横管相连，分泌物主要为蛋白酶，能抑制宿主血液凝固。

雄性生殖系统为单管型，雄虫末端膨大，为角皮延伸形成的膜质交合伞，其内有交合刺一对。交合伞由2个侧叶和1个背叶组成，其内有肌性指状辐肋，依其部位分别称为背辐肋、侧辐肋和腹辐肋。雌虫末端呈圆锥型，有的虫种具有尾刺，生殖系统为双管型，阴门位于虫体腹面中部或其前、后(图1-8)。

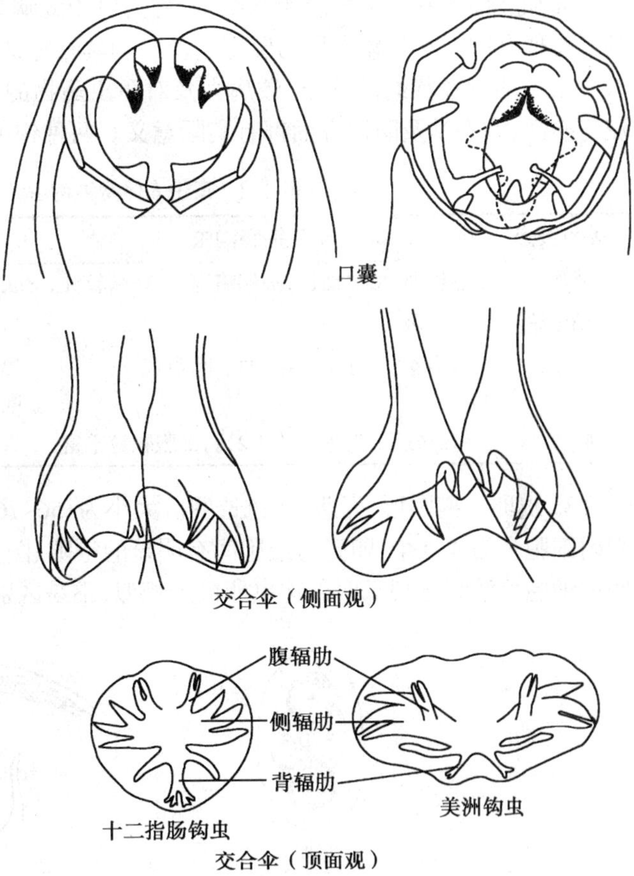

图1-8 两种钩虫成虫的口囊和交合伞

根据虫体外形、口囊，雄虫交合伞外形及其背辐肋分支、交合刺形态，雌虫尾刺的有无及阴门的位置等特点可鉴定虫种，十二指肠钩虫与美洲钩虫的形态鉴别要点见表1-1。

表1-1 寄生人体两种钩虫成虫的鉴别

鉴别要点	十二指肠钩虫	美洲钩虫
大小	雌虫：(10~13) mm × 0.6mm	雌虫：(9~11) mm × 0.4mm
	雄虫：(8~11) mm × (0.4~0.5) mm	雄虫：(7~9) mm × 0.3mm
体形	体呈C形	体呈S型
口囊	两对钩齿	一对板齿
交合伞	撑开时略呈圆形	撑开时略呈扁圆形
背辐肋	远端分两支，每支再分三小支	基部先分两支，每支远端再分两小支
交合刺	两刺呈长鬃状，末端分开	一刺末端呈钩状，常包套于另一刺的凹槽内
阴门	位于体中部略后	位于体中部略前
尾刺	有	无

2. 幼虫　分为杆状蚴和丝状蚴。杆状蚴体壁透明，前端钝圆，后端尖细。口腔细长，有口孔，分两期，第一期杆状蚴大小(0.23~0.4) mm × 0.017mm，第二期杆状蚴大小 0.4mm × 0.029mm。丝状蚴大小为(0.5~0.7) mm × 0.025mm，口腔封闭，在与咽管连接处的腔壁背面和腹面各有 1 个角质矛状结构，称为口矛或咽管矛。口矛既有助于虫体的穿刺作用，其形态也有助于丝状蚴虫种的鉴定。丝状蚴具有感染能力，故又称为感染期蚴。

由于两种丝状蚴的分布、致病力及对驱虫药物的敏感程度均有差异。因此鉴别钩蚴在流行病学、生态学及防治方面都有实际意义。两种钩虫丝状蚴的鉴别要点见表 1-2。

表 1-2　寄生人体两种钩虫丝状蚴的鉴别

鉴别要点	十二指肠钩虫	美洲钩虫
外形	圆柱形，虫体细长，头端略扁平，尾端较钝	长纺锤形，虫体较短粗，头端略圆，尾端较尖
鞘横纹	不显著	显著
口矛	透明丝状，背矛较粗，两矛间距宽	黑色杆状，前端稍分叉，两矛粗细相等，两矛间距窄
肠管	管腔较窄，为体宽的 1/2，肠细胞颗粒丰富	管腔较宽，为体宽的 3/5，肠细胞颗粒少

3. 虫卵　椭圆形，壳薄，无色透明。大小为(56~76) μm × (36~40) μm，随粪便排出时，卵壳内细胞多为 4~8 个，卵壳与细胞间有明显的空隙(图 1-9)。若患者便秘或粪便放置过久，虫卵内细胞可继续分裂。两种钩虫卵极为相似，不易区别。

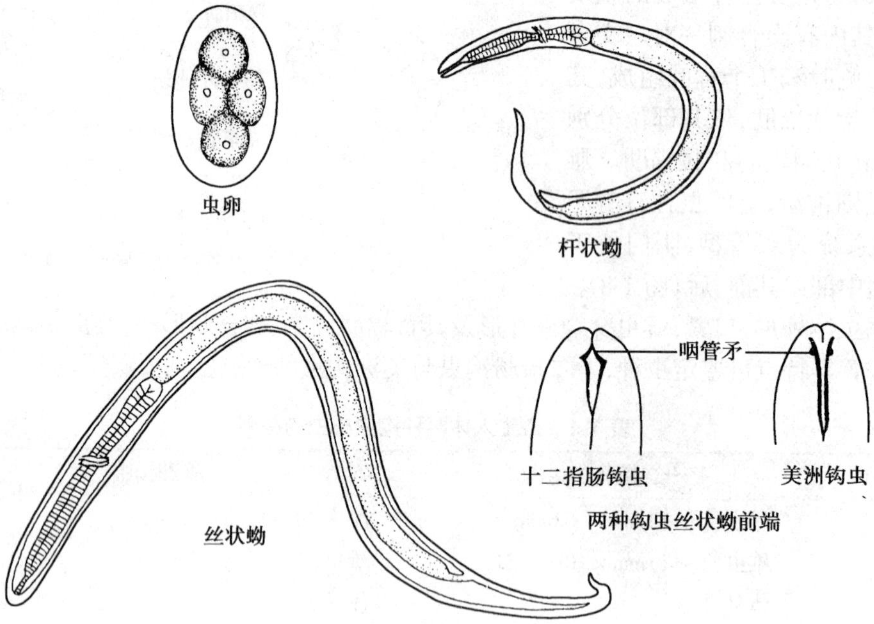

图 1-9　钩虫卵和钩蚴

二、生活史

两种钩虫的生活史基本相同。成虫寄生于人体小肠上段，借口囊内钩齿或板齿咬附在肠黏膜上，以血液、组织液、肠黏膜为食。雌雄成虫交配产卵，虫卵随粪便排出体外。

1. 在外界的发育　钩虫卵在温暖 25~30℃、潮湿(相对湿度 60%~80%)、荫蔽、含氧充足的疏松土壤中，卵细胞不断分裂，24 小时内第一期杆状蚴即可破壳孵出。此期幼虫以细菌及有机物为食，生长很快，在 48 小时内进行第一次蜕皮，发育为第二期杆状蚴。此后，虫体继续增长，并可将摄取的食物贮存于肠细胞内。经 5~6 天后，虫体口腔封闭，停止摄食，咽管变长，进行第二次蜕皮后发育为丝状蚴，即感染期蚴。绝大多数的感染期蚴生存于 1~2cm 深的表层土壤内，并常呈聚集性活动。此期幼虫还可借助覆盖体表水膜的表面张力，沿植物茎或草枝向上爬行，最高可达 22cm 左右。

2. 在人体内的发育 感染期蚴对环境的温度和湿度变化十分敏感。当与人体皮肤接触并受到体温的刺激后，虫体活动力显著增强，经毛囊、汗腺口或皮肤破损处主动钻入人体，时间约需 30~60 分钟。幼虫钻入宿主皮肤后，即进入血管或淋巴管，随血流经右心至肺，穿过肺微血管进入肺泡；再沿着湿润的肺泡壁，向阻力最弱的方向移行，借助于小支气管、支气管上皮细胞纤毛的运动向上移行至咽，再随吞咽至食管，经胃而达小肠。部分幼虫可随痰被吐出。到达小肠的幼虫，在第三次蜕皮后形成口囊，在 3~4 周内再进行第四次蜕皮发育为成虫(图 1-10)。自幼虫钻入皮肤到成虫交配产卵，一般需时 5~7 周。成虫借口囊内钩齿(或板齿)咬附在肠黏膜上，以血液、组织液、肠黏膜为食。每条十二指肠钩虫日均产卵约为 2 万个，美洲钩虫约为 8 千个。成虫在人体内一般可存活 3~5 年。

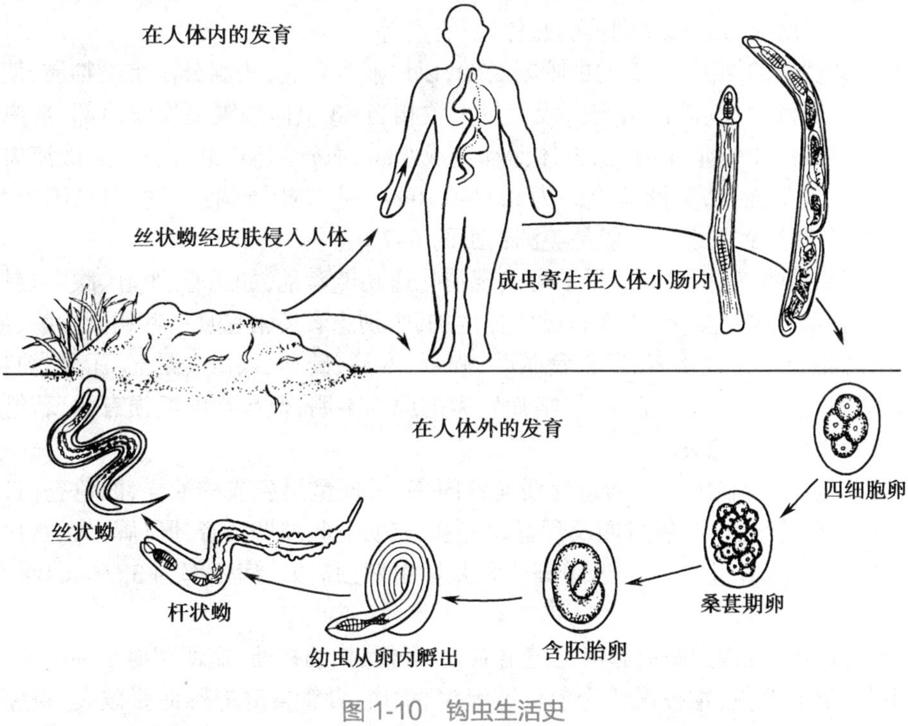

图 1-10 钩虫生活史

钩虫主要经皮肤感染外，感染期蚴如被人吞食，少数未被胃酸杀死的幼虫也可直接在肠腔内发育成熟。而自口腔和食管黏膜侵入血管的幼虫，仍循上述途径，再到达肠腔发育为成虫。另外还发现母体内的幼虫通过胎盘侵入胎儿现象。

三、致病

两种钩虫的致病作用相似，幼虫和成虫均可致病。

1. 幼虫致病

(1) 钩蚴性皮炎:俗称"粪毒"或"地痒疹"。人赤手赤足下地,接触土壤,感染期幼虫侵入皮肤后,足趾或手指间皮肤较薄处或足背部及其他部位暴露的皮肤处可出现充血斑点或丘疹,奇痒无比,搔破后常有继发感染,形成脓疱,最后经结痂、脱皮而愈。病程2~3周,继发感染时病程可达1~2个月。

考点提示

钩虫的主要致病作用

(2) 呼吸道症状:钩蚴性肺炎,幼虫移行至肺,穿破微血管引起出血及炎症细胞浸润,患者出现阵发性咳嗽、血痰及哮喘。

2. 成虫致病

(1) 贫血:钩虫以其钩齿或板齿咬附肠壁,摄取血液和肠黏膜为营养,使患者长期慢性失血,再加上患者铁和蛋白质供应不足和消化不良,从而导致贫血。由于患者长期慢性失血,铁和蛋白质不断耗损,再加上患者营养不良,血红蛋白的合成速度比细胞新生速度慢,致使红细胞体积变小、着色变浅,故而呈低色素小细胞型贫血。患者出现皮肤蜡黄、黏膜苍白、眩晕、乏力,严重时做轻微活动都会引起心慌气促。部分患者有面部及全身浮肿,尤以下肢为甚,以及胸腔积液、心包积液等贫血性心脏病的表现;有些患者可出现肌肉松弛,反应迟钝,最后完全丧失劳动能力。妇女则可引起停经、流产等。

钩虫患者贫血的原因是:①钩虫咬附肠壁,以血液为食;②头腺分泌抗凝物质,使咬附部位黏膜伤口不断渗血,其渗血量与虫吸血量大致相当;③虫体频繁更换咬附部位,原伤口在凝血前仍可继续渗出少量血液;④虫体活动造成组织、血管损伤,也可引起血液流失。每条钩虫每天所致的失血量,美洲钩虫约为0.02~0.10ml。十二指肠钩虫可能因虫体较大,排卵量较多等原因,其所致失血量一般是美洲钩虫的6~7倍。

(2) 腹泻和异嗜症:钩虫患者早期可出现消化道功能紊乱,如恶心、呕吐、腹泻(黏液样或水样便)等,临床上常被误诊。患者食欲明显增加,个别患者还常喜食一些粗硬食物,如生米、生果之类;感染及贫血较重者,还喜食茶叶、碎纸、木屑、破布、煤渣、泥土、瓦片、炉灰等,这种异常的嗜好,被称为"异嗜症"。异嗜症发生的原因不明,似与铁的耗损有关,若给患者服用铁剂后,症状可自行消失。

(3) 婴儿钩虫病:临床表现为急性便血性腹泻,大便呈黑色或柏油样,面色苍白,消化功能紊乱,发热,精神萎靡,肺偶可闻及啰音,心尖区有明显收缩期杂音,肝(脾)大,贫血多较严重,血色素低于50g/L,生长发育迟缓等。婴儿钩虫病预后差,病死率为3.6%~6.0%,甚至高达12%。

(4) 消化道出血:钩虫病引起消化道出血,以黑便、柏油样便、血便和血水便为主,出血时间迁延不断,贫血严重,常被误诊为消化道溃疡、痢疾、食管胃底静脉曲张破裂、胃癌和胆石症等,应引起高度重视。

(5) 嗜酸性粒细胞增多症:急性钩虫患者周围血中嗜酸性粒细胞常达15%以上,最高可达86%,因而引起白细胞总数的增高。非急性期钩虫病也可呈轻度至中度嗜酸性粒细胞增多,白细胞总数大多正常。但是随着病程后期贫血日趋显著,嗜酸性粒细胞的百分率有逐渐减少的趋势,重度贫血钩虫患者的嗜酸性粒细胞往往可在正常范围。

3. 钩虫病的临床表现 分为三期:丝状蚴侵入皮肤(或黏膜)的侵袭期、幼虫肺部移行期和成虫在肠道寄生期。肠道寄生期危害最严重,可造成的患者慢性失血。十二指肠钩虫较美洲钩虫对人体的危害大。

四、实验诊断

1. 病原学诊断 粪便检出钩虫卵或孵化出钩蚴为确诊的依据，常用的方法有直接涂片法、饱和盐水漂浮法、钩蚴培养法等。直接涂片简便易行，但轻度感染者容易漏诊，反复检查可提高阳性率；饱和盐水漂浮法检出率明显高于直接涂片法；钩蚴培养法的检出率与饱和盐水漂浮法相似，可用于鉴定虫种，但时间长，5~6 天才能得出结果。

考点提示

常用的实验诊断方法

2. 免疫学诊断 免疫诊断方法应用于钩虫产卵前，结合病史进行早期诊断。方法有皮内试验、间接荧光抗体试验等，但均因特异性低而很少应用。

五、流行与防治

1. 流行 钩虫病是重要的人畜共患疾病之一，也是世界上分布极为广泛的寄生虫病，欧洲、美洲、非洲、亚洲和大洋洲均有流行。钩虫病在我国分布极为广泛，2005 年的《全国人体重要寄生虫病现况调查报告》显示钩虫感染率为 6.12%。钩虫病的传染源是患者和带虫者，流行与自然环境、种植作物、生产方式及生活条件等诸因素密切关联。钩虫卵及钩蚴在外界的发育需要适宜的温度、湿度及土壤条件，一般在雨后初晴、或久晴初雨后种植红薯、玉米、桑、烟、棉、甘蔗和咖啡等旱地作物时，如果用未经处理过的含钩虫卵的新鲜人粪施肥，种植时手、足又有较多的机会直接接触土壤中的钩蚴，则极易受到感染。

2. 防治 预防的关键是综合性防治，主要包括治疗患者，控制传染源，加强粪便管理及无害化处理、加强个人防护，耕作时应穿鞋下地或手足皮肤涂抹防虫药膏（1.5% 右旋咪唑硼酸酒精或 15% 噻苯唑软膏），对预防感染有一定效果。治疗患者常用的驱虫药物有：阿苯哒唑和甲苯咪唑。两种药物并服疗法常有提高疗效的作用；患者贫血严重时需服用铁剂以纠正贫血，补充蛋白质和维生素 C 等使其恢复劳动力。

第六节 班氏吴策线虫和马来布鲁线虫

病例

王某，男，50 岁，因不明原因血尿入院。患者半年来经常排粉红色尿，并混有火柴头大小乃至黄豆大小的紫红色血块，每次排出 1~2 块，多至 5~6 块。近 2 个月来，自觉病情加重，除有轻微排尿不畅或点滴不尽感外，无明显尿频、尿急、尿痛。体格检查：慢性病容，面色萎黄。化验检查：血红蛋白 13g/L；尿呈粉红色，混有紫红色血块（火柴头大小），尿蛋白（++++），镜检红细胞（+++），白细胞（++）；乳糜乙醚试验阳性；抗酸杆菌阴性；厚血膜涂片见活动的微丝蚴。

问题：1. 王某可能患什么病？

2. 解释本病例的症状和体征？

3. 如何加强本病的防治？

丝虫是由节肢动物传播的一类寄生性线虫,虫体细长形如丝线而得名。寄生于人体的丝虫有八种,我国仅有班氏吴策线虫(班氏丝虫)、马来布鲁线虫(马来丝虫)两种。丝虫成虫寄生于人体淋巴系统、皮下组织或体腔等部位,引起的丝虫病是我国五大寄生虫病之一。

一、形态

1. 成虫　两种丝虫成虫的形态相似,肉眼可见,白色细丝线状,体表光滑。班氏丝虫较大,雌虫为(59~105)mm×(0.20~0.30)mm,雄虫为(28~42)mm×(0.10~0.15)mm;马来丝虫较小,雌虫为(40~69)mm×(0.12~0.22)mm,雄虫为(14~28)mm×(0.07~0.11)mm。成虫寄生在淋巴系统,一般不容易检获,因而临床上诊断不采用检查成虫的方法。

2. 微丝蚴　丝虫属于卵胎生,雌虫直接产出微丝蚴。两种微丝蚴的共同特点是:虫体细长,头端钝圆,尾端尖细,外被鞘膜;经姬氏或瑞氏染色后,在显微镜下可见体内有很多圆形或椭圆形的体核,头端无核区为头间隙。微丝蚴尾端有无尾核、头间隙长与宽比例、体核密度及分布情况等指标是鉴别不同种微丝蚴的要点。班氏微丝蚴和马来微丝蚴的形态特征见表1-3和图1-11。

> **考点提示**
> 两种丝虫微丝蚴的主要特点

表1-3　班氏微丝蚴和马来微丝蚴的鉴别要点

鉴别要点	班氏微丝蚴	马来微丝蚴
大小	(244~296)μm×(5.3~7.0)μm	(177~230)μm×(5.0~6.0)μm
体态	柔和,弯曲较大	僵直,大弯中有小弯
头间隙(长:宽)	较短(1:1)	较长(2:1)
体核	圆/椭圆形,分布均匀,清晰可数	椭圆形,大小不等,分布不均,常相互重叠
尾核	无	有2个,前后排列,尾核处角皮略膨大

3. 丝状蚴　感染期幼虫,虫体细长,呈线形,具完整消化道,尾端有乳突,其形状因虫种而异。

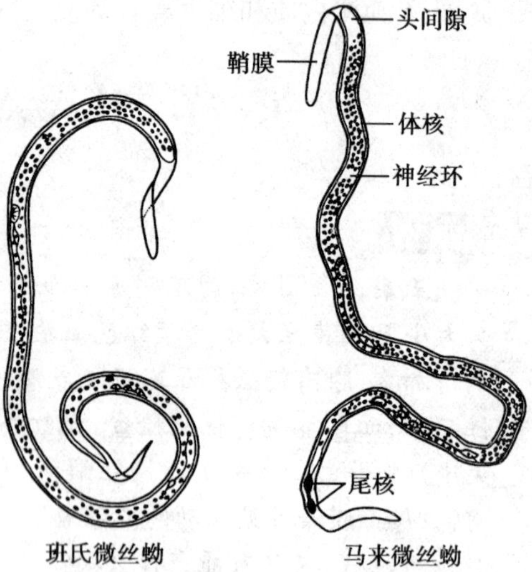

图1-11　两种丝虫微丝蚴

二、生活史

两种丝虫的生活史基本相似,都需要经过幼虫在蚊体内和成虫在人体内的两个发育过程(图1-12)。

1. 在蚊体内的发育　当蚊叮吸含有微丝蚴的人血后,微丝蚴随血液进入蚊胃,脱鞘并穿过胃壁经血腔侵入胸肌,形成腊肠期幼虫,经2次蜕皮后,发育为活跃的丝状蚴,即感染期幼虫。丝状蚴随即离开胸肌,进入蚊血腔,最后到达蚊下唇。当蚊再次叮人吸血时,幼虫从蚊下唇逸出,经吸血伤口或正常皮肤侵入人体。微丝蚴在易感蚊体内发育至感染期蚴所需时间,班氏丝虫为10~14天,马来丝虫为6~6.5天。

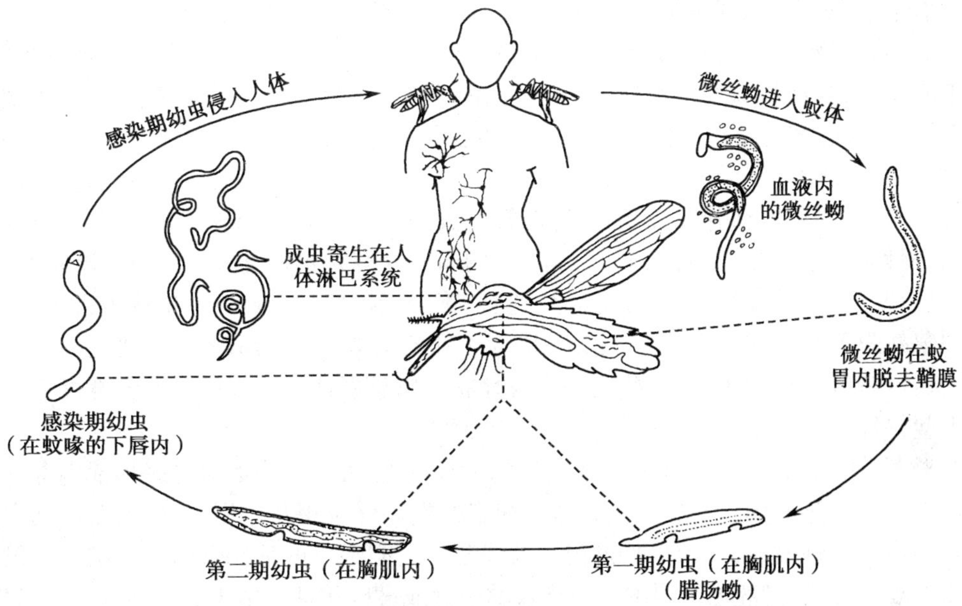

图 1-12 丝虫生活史

2. 在人体内的发育 丝状蚴进入人体后的移行途径至今尚不清楚，一般认为，丝状蚴迅速侵入皮下附近的淋巴管，再移行至大淋巴管及淋巴结，在此经 2 次蜕皮发育为成虫。雌、雄虫体相互缠绕，交配后雌虫产出微丝蚴。微丝蚴大多随淋巴液经胸导管进入血液循环，运行在宿主的内脏或皮肤血管之中。人体感染班氏丝虫后 3 个月可在淋巴组织中查见成虫。成虫的寿命一般为 4~10 年，个别可长达 40 年。微丝蚴的寿命一般为 1~3 个月，最长可活 2 年以上。

丝虫病患者体内的微丝蚴，一般白天滞留在肺毛细血管中，夜间出现在外周血液，微丝蚴在外周血中夜多昼少的现象称为微丝蚴的夜现周期性。两种微丝蚴在外周血中高峰时间略有不同：班氏丝虫为晚上 10 时至次晨 2 时，马来丝虫为晚上 8 时至次晨 4 时。

两种丝虫成虫寄生于人体的部位有所不同。班氏丝虫除寄生于浅表部淋巴系统外，还主要寄生于下肢、阴囊、精索、腹股沟、腹腔、肾盂等处的深部淋巴系统。马来丝虫则多寄生于上、下肢浅部淋巴系统。此外，两种丝虫，尤其是班氏丝虫，还可出现异位寄生，如眼前房、乳房、肺、脾、心包等处。人是班氏丝虫唯一的终宿主。马来丝虫除寄生于人体外，还能寄生多种脊椎动物，如长尾猴和叶猴，以及家猫、野猫、狸猫、穿山甲等。

三、致病

丝虫的成虫、丝状蚴、微丝蚴对人体均有致病作用，但以成虫为主。人体感染丝虫后，是否有致病表现，取决于宿主的获得性免疫力或机体对丝虫抗原性刺激的反应、侵入的虫种和数量、重复感染的次数、虫体寄生部位以及有无继发感染等。丝虫病的潜伏期多为 4~5 个月，也有 1 年甚至更长。病程可长达数年至数十年。临床过程大致可分为：

1. 微丝蚴血症 潜伏期后，血中出现微丝蚴，达到一定密度后趋于相对稳定状态，成为带虫者。患者一般无任何症状或仅有发热和淋巴管炎表现，如不治疗，此微丝蚴血症可持续 10 年以上。

2. 急性期过敏和炎症反应 幼虫和成虫的代谢产物、雌虫的子宫分泌物、幼虫的蜕皮液、丝虫崩解产物等均可刺激机体产生局部和全身反应。感染早期淋巴管出现内膜肿胀、内皮细胞增生，管周组织发生炎症细胞浸润，继而淋巴管壁增厚、瓣膜受损。临床表现为急性淋巴管炎、淋巴结炎及丹毒样皮炎等，一般在感染后数周或数月，机体抵抗力降低时发生。淋巴结炎主要发生在肱骨内上踝、颈部、锁骨上、腋窝、肘前、腹股沟、股部、骨盆及腹部的淋巴结，表现为局部淋巴结肿大、压痛。淋巴管炎表现的特征为逆行性，发作时可见皮下有一条呈离心性发展的红线，俗称“流火”，常发生于下肢；当炎症波及浅表细微淋巴管时，局部皮肤可出现一片弥散性红肿，有压痛和灼热感，称丹毒样皮炎。班氏丝虫成虫寄生在精索、附睾和睾丸附近淋巴管内可引起精索炎、附睾炎和睾丸炎，常反复发作。此外还可见丝虫热表现，患者出现畏寒、发热、关节酸痛等全身症状。有学者认为丝虫引起的急性炎症过程是属于Ⅰ型或Ⅲ型变态反应。

3. 慢性期阻塞性病变 随着急性炎症的反复发作、死亡成虫和微丝蚴形成肉芽肿以及活体成虫产生的某些因子与宿主的体液 - 细胞的炎症反应相互作用，使淋巴循环动力学发生严重的病理生理改变，导致局部淋巴回流受阻。受阻部位的远端管内压力增高而发生淋巴管曲张或破裂，淋巴液流入周围组织导致淋巴肿或淋巴积液。由于病变部位不同，患者的临床表现也因之而异。

(1) 象皮肿：多发于下肢和阴囊，也可发生在上肢、阴茎、阴唇、阴蒂和乳房等处，是晚期丝虫病最常见的体征。象皮肿是由于从淋巴管破溃流出含高蛋白质的淋巴液积聚在皮下组织，刺激纤维组织增生而形成。初期表现为淋巴液肿，如在肢体多为压凹性水肿，提高肢体位置可消退；继而组织纤维化，出现非压凹性水肿，提高肢体位置不能消退，皮肤增厚、弹性消失、变粗变硬形如象皮。象皮肿的产生使局部血液循环障碍、皮肤的汗腺及毛囊功能消失，抵抗力降低，易并发细菌感染，出现急性炎症或慢性溃疡。这些病损反过来又可加重淋巴管阻塞与纤维组织增生，促使象皮肿恶性发展。上下肢象皮肿可见于两种丝虫病，而生殖系统象皮肿仅见于班氏丝虫病。一般在象皮肿患者血中不易查到微丝蚴。

(2) 睾丸鞘膜积液：多由班氏丝虫所致。阻塞发生在精索、睾丸淋巴结，淋巴液渗入鞘膜腔内形成积液、阴囊肿大。穿刺吸出的积液中有时可查到微丝蚴。

(3) 乳糜尿：由班氏丝虫所致。阻塞发生在主动脉前淋巴结或肠干淋巴结、使腰干淋巴压力增高，导致从小肠吸收的乳糜液经侧支流入淋巴管并经肾乳头黏膜破损处流入肾盂，混于尿中排出。乳糜尿液呈乳白色状，似牛奶，含大量的蛋白质及脂肪，在体外放置后易凝结成胶胨状，沉淀物中有时可查见微丝蚴。如果肾淋巴管伴行的肾毛细血管同时破裂，则可出现血性乳糜尿。

此外，在临床上还可见到女性乳房丝虫结节、眼丝虫病、丝虫性心包炎、乳糜胸腔积液、乳糜血痰以及腹、脾、胸、背、颈、肾等部位形成丝虫性肉芽肿。有的患者可在骨髓内、前列腺液或宫颈、阴道涂片中查见微丝蚴。

4. 隐性丝虫病 也称热带肺嗜酸性粒细胞增多症，约占丝虫患者中的1%左右。患者表现为夜间阵发性咳嗽、哮喘、持续性嗜酸性粒细胞增多和 IgE 水平升高，胸部 X 线可见中下肺弥散性粟粒样阴影。在外周血中查不到微丝蚴，但可在肺和淋巴结的活检物中查到。

四、实验诊断

1. 病原学诊断 从患者外周血、乳糜尿、抽出液或活检物中查出微丝蚴和成虫是诊断本病的依据。

> 考点提示
> 确诊丝虫病的实验诊断方法

(1) 血液微丝蚴检查:是病原学检查的主要手段,方法有厚血膜法、新鲜血滴法、离心沉淀浓集法、薄膜过滤浓集法和海群生白天诱出法等,其中以厚血膜法最常用,离心沉淀法适用于门诊。由于微丝蚴有夜现周期性的特点,应在晚上 9 时至次晨 2 时采血检查。必要时可用海群生白天诱出法作血检,即在白天患者服海群生 2~6mg/kg 体重,30 分钟后取血检查。

(2) 体液和尿液微丝蚴检查:微丝蚴可见于体液和尿液中,故可对患者的鞘膜积液、淋巴液、乳糜尿、乳糜胸腔积液、乳糜腹水及心包积液、甚至骨髓抽出液作离心沉淀涂片、染色镜检。据报道,尿中有时亦可见丝虫成虫。

(3) 组织内活检成虫:对有淋巴结肿大或在乳房等部位有可疑结节的患者,可用注射器从淋巴结或肿块中抽取成虫,或手术切除结节,剥离组织检查成虫。

2. 免疫学诊断　检查患者血清中的特异性抗体或循环抗原,目前较理想的方法有免疫荧光试验(IFA)、免疫金银染色法(IGSS)和酶联免疫吸附试验(ELISA),对抗体阳性检出率可达 90%~100%,对抗原阳性检出率为 54%~93%。此外,近年来,DNA 探针已用于丝虫病的诊断。

五、流行与防治

1. 流行分布　丝虫病是全世界重点控制的六大热带病之一,也是我国五大寄生虫病之一。班氏丝虫病遍及全球,以亚、非洲较严重;马来丝虫病主要流行在东南亚、东亚和南亚的 10 个国家。根据 1991 年世界卫生组织的估计,全世界受淋巴丝虫病威胁的人达 7 亿,约有 7860 万感染丝虫病。20 世纪 50 年代初,我国受丝虫病威胁的人口达 3.3 亿,丝虫患者 3099.4 万。经过 40 多年的科学防治,取得了巨大的成绩,到 1994 年全国已实现基本消灭丝虫病标准。

2. 流行因素

(1) 传染源:我国流行的两种丝虫病,其传染源为血中带有微丝蚴的患者和无症状带虫者。在基本消灭了丝虫病的地区,应加强对外来人口的查治,防止传染源的输入。

(2) 传播媒介:我国传播丝虫病的蚊媒有 10 多种。班氏丝虫病的主要传播媒介为淡色库蚊和致倦库蚊,次要媒介有中华按蚊。马来丝虫病的主要媒介为中华按蚊和嗜人按蚊。

(3) 易感人群:人群普遍易感。在流行区人群感染率的高低视人们受蚊媒叮咬的机会而定,21~30 岁之间的人群微丝蚴感染率最高,部分人群可因感染过丝虫而产生一定的保护性免疫。

3. 影响流行的自然因素　影响丝虫病流行的自然因素主要为温度、湿度、雨量以及地理环境等。这些因素既影响蚊虫的孳生、繁殖和吸血活动,也影响丝虫幼虫在蚊体内的发育。我国长江流域及华南地区 5~10 月是蚊媒繁殖和丝虫在其体内发育的主要季节,也是传播丝虫病的高峰期。

4. 防治原则

(1) 防蚊灭蚊:消灭蚊媒是彻底消灭丝虫病的重要措施。

(2) 加强管理:强化管理,进行传染源监测,监督流动人口疫情。

(3) 普查普治:及早发现患者和带虫者,并及时治疗,治疗药物主要有海群生(又名乙胺嗪），对丝虫成虫及微丝蚴均有杀灭作用。对急性期和晚期丝虫病患者，除给予海群生杀虫外，还须对症治疗，如用保泰松治疗丝虫性淋巴管炎、淋巴结炎，烘绑法治疗象皮肿。

第七节 旋毛形线虫

病例

患者，男，20岁，因咳嗽、发热、面部水肿伴全身酸痛、乏力入院。10日前患者出现发热，体温38~40℃，咳嗽、咳痰，伴颜面浮肿、全身肌肉酸痛、乏力，不能行走。在外院诊断为"流行性感冒"，治疗1周，咳嗽有所减轻，其余症状无明显改善。体格检查：体温38℃，急性痛苦病容，全身淋巴结不大，双眼睑及颜面浮肿、充血。全身肌肉触痛、压痛明显，尤以四肢远端为甚，肌张力增高。实验室检查：嗜酸性粒细胞0.12，其他无异常。追问病史，患者1个月前曾生食猪肉。

问题：1. 患者可能患什么病？
2. 应如何进一步诊断？
3. 应如何防治？

旋毛形线虫简称旋毛虫，成虫寄生于人、猪、犬、猫、鼠等小肠，幼虫寄生在同一宿主的横纹肌，引起旋毛虫病。不少哺乳动物可作为本虫的宿主，是人畜共患的重要寄生虫病之一。

一、形态

1. 成虫　细线状，乳白色，前端较细。雄虫大小为(1.4~1.6) mm × (0.04~0.05) mm，尾端有一对叶状交配附器。雌虫为(3.0~4.0) mm × 0.06mm 尾端钝圆，子宫较长，中段充满虫卵，后段和近肛门处则含幼虫，自阴门产出幼虫，故粪便检查不到虫卵。

2. 囊包蚴　宿主横纹肌内的成熟幼虫，长约1mm，卷曲于梭形的囊包中，称之为囊包蚴(或幼虫囊包)。囊包大小约为(0.25~0.50) mm × (0.21~0.42) mm，1个囊包内通常含1~2条幼虫，也可多达6~7条(图1-13)。

二、生活史

旋毛虫成虫主要寄生于宿主的十二指肠和空肠上段，幼虫寄生于同一宿主的横纹肌内。在发育和完成生活史过程中，无需在外界发育，但完成生活史必须更换宿主。

人因误食含活囊包蚴的肉类及其制品而感染。食入的囊包蚴在十二指肠液作用后，幼虫自囊包逸出，立即钻入十二指肠及空肠上段的肠黏膜中，在感染后48小时内，幼虫经4次蜕皮后发育为成虫，有些虫体可侵入腹腔或肠系膜淋巴结处寄生。大约在感染后的5~7天，雌虫子宫内虫卵发育为幼虫，并开始产出幼虫。每条雌虫一生中可产幼虫1500~2000条，产蚴期可持续4~16周或更长。雌虫寿命一般为1~2个月，也有长达3~4个月者。

产于肠黏膜内的新生幼虫，侵入局部淋巴结或小静脉，随淋巴和血液循环到达各种器官、组织或体腔，只有侵入横纹肌肉的虫体才能进一步发育和长大，好发部位多以活动较多、血液供应丰富的膈肌、舌肌、咽喉肌、胸肌及腓肠肌等处。由于幼虫对肌细胞的刺激，引起周

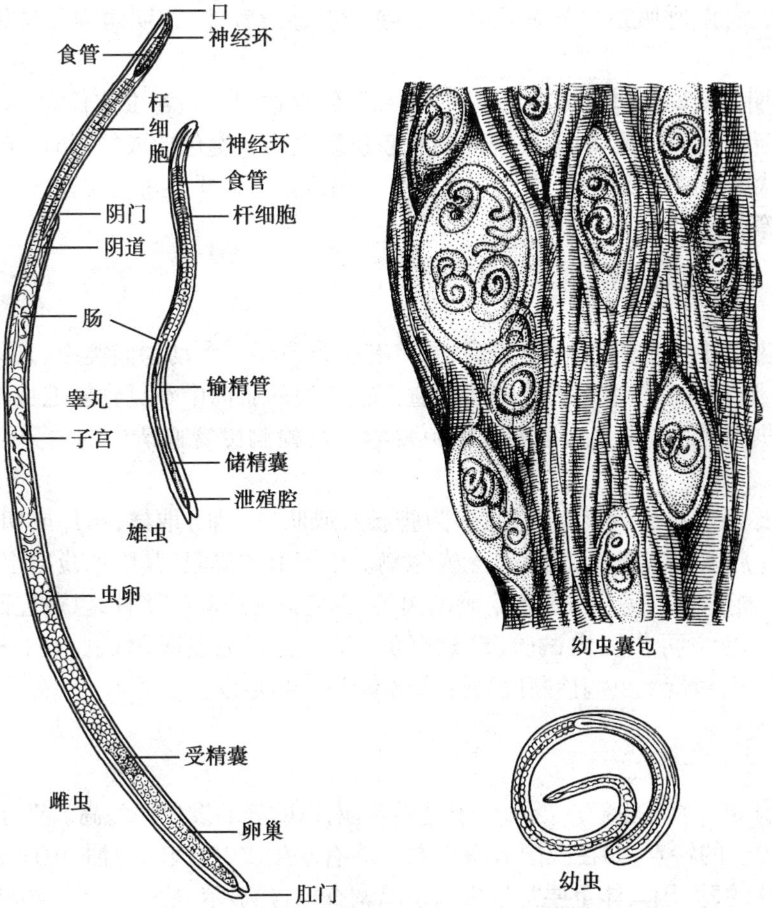

图 1-13 旋毛形线虫成虫、幼虫和囊包蚴

围出现炎症细胞浸润，纤维组织增生。约在感染后 1 个月，幼虫囊包形成。如无进入新宿主的机会，大多在半年左右开始钙化，幼虫死亡，但有少数钙化囊包幼虫可存活数年，甚至长达 30 年之久。

三、致病

旋毛虫的主要致病阶段是幼虫，轻者可无症状，重者临床表现复杂多样，如未及时诊治，可在发病后 3~7 周内死亡。旋毛虫致病过程可分为连续的三个时期。

1. 侵入期 又称肠型期，为幼虫在小肠内脱囊并钻入肠黏膜发育为成虫的过程，主要病变部位在十二指肠和空肠。由于成虫以肠绒毛为食以及幼虫对肠壁组织的侵犯，可引起肠道广泛性炎症，受累部位出现充血、水肿、出血，甚至形成浅表溃疡，患者可有恶心、呕吐、腹痛、腹泻等急性胃肠道症状，同时可伴有厌食、乏力、低热等全身反应。病程约为 1 周。

2. 肌肉期 又称幼虫移行期，为雌虫产出的幼虫经血流侵入肌肉的过程，主要病变部位在肌肉。幼虫移行时所经之处可发生炎症反应；幼虫侵入横纹肌后，可引起肌纤维变性、肿胀、肌细胞坏死、崩解等病理损伤，患者可表现为全身肌肉酸痛、压痛，尤以腓肠肌、肱二头肌、肱三头肌疼痛明显，严重者还可出现吞咽困难、语言障碍、呼吸困难，甚至心力衰竭、败血症、呼吸道并发症而死亡。除严重感染者外，此期病程可持续 2 周至 2 个月以上。

3. 恢复期　又称囊包形成期，为受损肌细胞修复过程。随着虫体长大、卷曲，寄生部位的肌细胞逐渐膨大呈纺锤状，形成梭形的肌腔包绕虫体。囊包形成的同时，急性炎症消退，患者全身症状逐渐减轻或消失，但肌痛症状仍可持续数月。重症患者可呈恶病质，也可并发肺炎和脑炎等。

四、实验室诊断

对有发热、水肿和肌痛为主要表现，并曾有生食或半生食动物肉类史、尤其是多人同时发病的患者，则应考虑作本病的进一步检查。在活检的肌肉中查见到旋毛虫幼虫囊包是确诊本病的依据；早期和轻度感染者可用免疫学方法检测患者血清中的特异性抗体或循环抗原。

1. 病原诊断　自患者疼痛肌肉（多为腓肠肌或肱二头肌）取样，压片或切片镜检，或经人工胃液消化后取沉渣镜检，观察有无囊包蚴。由于取样局限，其阳性检出率仅约为 50%，故阴性结果不能排除本病。对患者吃剩的肉类，也应镜检或动物接种，以资佐证。

2. 免疫诊断　可作皮内试验、环蚴沉淀试验、酶联免疫吸附试验（ELISA）等。目前 ELISA 法较常用，对旋毛虫病诊断的阳性检出率可达 90% 以上。

五、流行与防治

1. 流行分布　旋毛虫病广泛流行于世界各地，以欧美的发病率为高。流行具有地方性、群体性和食源性的特点，如在我国云南少数民族有吃生皮、生肉的习惯，由此成为本病的高发区。2005 年的《全国人体重要寄生虫病现况调查报告》显示，旋毛虫平均感染率为 3.38%，西部地区比东部地区高 69.44%。

2. 流行因素

(1) 传染源：旋毛虫病是一种动物源性疾病，目前已知猪、狗、羊、牛、鼠等 120 多种哺乳动物有自然感染。人类旋毛虫病流行与猪的关系最为密切。猪的感染主要是由于吞食含有旋毛虫囊包蚴的肉屑、鼠类或污染的食料，人因误食含囊包蚴的肉类（尤其是猪肉及其制品）感染，因此猪是人类感染旋毛虫的主要传染源。

(2) 传播方式：人感染旋毛虫主要是通过生食或半生食含囊包蚴的肉类引起，其他一些地方居民虽无吃生肉的习惯，但却爱吃水饺、火锅，加上卫生意识差，切生肉的刀和砧板未洗净就用来切熟食，都可成为旋毛虫病传播的因素。随着人民生活水平提高，对涮羊肉、涮猪肉、烤猪肉串等风味小吃发生了兴趣，外出就餐机会增加，使得旋毛虫发病率有增高趋势。

幼虫囊包的抵抗力强，耐低温，在 -15℃可存活 20 天，腐肉中可存活 2~3 个月，熏烤、腌制和曝晒等方式也不能杀死幼虫。

3. 防治原则　预防的关键措施是讲究个人饮食卫生，不吃生的或半生熟的肉类；加强肉类和食品卫生管理；改善养猪方法，提倡圈养，查治牲畜，以减少传染源。治疗药物有阿苯哒唑和甲苯咪唑等。

第八节 其他线虫

一、广州管圆线虫

病例

患者，女，44岁，因发热、头痛1月入院。患者1月前无诱因出现发热，体温约38℃。随后出现持续性全头胀痛，伴恶心、呕吐。病情进行性加重，逐渐出现复视、行走不稳、四肢乏力和皮疹。病前曾有食用未煮熟蜗牛史。入院时查体：体温38.5℃，全身皮肤见对称分布皮疹。眼底视乳头轻度水肿，左眼外展及双眼球上下视运动受限，左眼上睑下垂，可见双眼水平及垂直眼震；右侧鼻唇沟变浅；左颜面及左躯干痛觉减退，四肢腱反射减弱，左侧 Babinski 征阳性，颈强直。脑脊液嗜酸性粒细胞明显增高。头颅 MRI 示左侧脑干、左侧内囊后肢多发点片状长 T2 异常信号。囊虫、弓形虫等阴性。经 ELISA 法检测血清广州管圆线虫抗体阳性。

问题：1. 应诊断为何病？

2. 诊断依据？

3. 应如何防治？

广州管圆线虫寄生于鼠类肺部血管，偶可寄生人体，可引起嗜酸性粒细胞增多性脑膜脑炎或脑膜炎，是一种人畜共患寄生虫病。

（一）形态

1. 成虫　线状，两端略细，角皮透明光滑，体表具微细环状横纹。头端钝圆，头顶中央有一小圆口，缺口囊。雄虫大小为(11~26) mm×(0.21~0.53) mm，尾端有一略呈肾形的单叶交合伞，1对交合刺等长，呈棕色，具横纹。雌虫为(17~45) mm×(0.3~0.7) mm，尾端呈斜锥形，白色的双管型子宫与充满血液的肠管缠绕成红白相间的螺旋纹，阴门开口于肛孔之前。

2. 虫卵　椭圆形，大小为(64.2~82.1) μm×(33.8~48.3) μm，无色透明。

（二）生活史

成虫寄生于鼠肺动脉，虫卵随血流至肺毛细血管内发育，并孵出第一期幼虫，幼虫穿破肺毛细血管进入肺泡腔，沿呼吸道上行至咽，再吞入消化道，与宿主粪便一起排出。第一期幼虫侵入中间宿主螺类或蛞蝓体内，经2次蜕皮发育为感染期幼虫。鼠类因吞食含有感染期幼虫的中间宿主、转续宿主或被污染的食物而受感染。感染期幼虫被吞入消化道后，经肠壁进入血液循环，随血流至中枢神经系统，蜕皮2次后发育为幼龄成虫，再经静脉回到肺动脉内发育为成虫。

终宿主主要是鼠类(褐家鼠和黑家鼠较多见)，其次是猫科动物和啮齿动物；转续宿主有蛙、蟾蜍、淡水鱼、虾、蜗牛等。人是广州管圆线虫的非正常宿主，因食入生的或半生的中间宿主、转续宿主，或食入被幼虫污染的蔬菜、瓜果等食物或饮水而感染，幼虫侵入人体后主要寄生于中枢神经系统，很少发育为成虫。

（三）致病

广州管圆线虫幼虫主要侵犯中枢神经系统，引起嗜酸性粒细胞增多性脑膜炎或脑膜脑炎。主要特征是血中嗜酸性粒细胞显著增多,临床表现为头痛、恶心、呕吐、发热、颈强直、克氏征阳性等。个别幼虫还可侵犯眼部、鼻部和肺脏。

(四) 诊断

广州管圆线虫的诊断依据包括:患者来自流行区,有生吃、半生吃史,或接触广州管圆线虫中间宿主或转续宿主史;具有广州管圆线虫病的典型症状和体征;脑脊液压力增高,白细胞总数明显增多,白细胞分类计数嗜酸性粒细胞超过 0.10;免疫学检查为阳性,或从脑脊液、眼或其他部位检获广州管圆线虫的幼虫、发育期雌虫或雄虫,但一般对病原体的检出率不高。

(五) 流行与防治

我国主要分布在台湾、香港、广东、浙江、福建、海南、天津、黑龙江、辽宁、湖南等地。预防应注意饮食卫生,加工螺类时注意皮肤防护。治疗本病尚无特效药。

二、粪类圆线虫

病例

患者,男,71 岁,因反复腹泻 3 个月,水样腹泻 7 天入院。入院时患者消瘦,中重度脱水,呈恶病质状态,纳差,每天腹泻数次,水样大便可闻及明显异味,伴有咳嗽咳痰。心律无异常,肺部可闻及哮鸣音,腹部平软、脐周有压痛,无反跳痛,肝、脾及全身淋巴结未触及,血检嗜酸性粒细胞不增高。大便化验发现活跃的线形虫体,生理盐水直接涂片镜检,低倍镜下每个视野可见呈蛇形运动活跃的虫体 8~46 条不等;高倍镜下可见口腔短而浅,有双球形咽管,长度约为体长 1/4;测量 10 条虫体长度在 328~366μm 范围。

问题:1. 依据虫体形态,鉴定为何寄生虫何发育阶段?

2. 诊断依据?

3. 应如何防治?

粪类圆线虫是一种兼性寄生虫,生活史复杂,包括寄生于人体小肠的寄生世代和寄生于泥土中的自生世代。成虫可寄生于人、狗、猫等动物小肠,幼虫可侵入肺、脑、肝、肾等组织器官,引起粪类圆线虫病(strongyloidiasis)。

(一) 形态

1. 成虫

(1) 寄生世代:雌虫大小为 2.2mm × (0.03~0.07) mm,细长丝状,无色透明,角皮具横纹,尾尖细;口腔短,咽管长;生殖器官为双管型,成熟虫体子宫内有单行排列的虫卵,卵内含一卷曲胚蚴,卵胎生。雄虫短小,罕见。

(2) 自生世代:生活于土壤中。雄虫大小为 0.7mm × (0.04~0.05) mm,尾端向腹面卷曲。雌虫为 0.1mm × (0.05~0.08) mm,尾端尖细。

2. 幼虫

(1) 杆状蚴:无色透明,头端钝圆,尾部尖细,口腔短而浅,无壳膜,活跃。体长 0.2~0.5mm,具双球型咽管。

(2) 丝状蚴:虫体细长,体长 0.5~0.7mm,咽管呈柱状,约为体长的 1/2,尾端尖而分叉。

3. 虫卵　椭圆形,壳薄而透明,大小为(50~70) μm × (30~40) μm,与钩虫卵相似,但部分卵内已含有胚蚴。

（二）生活史

1. 自生世代　成虫在温暖、潮湿的土壤中产卵，数小时内虫卵孵出杆状蚴，经 4 次蜕皮后发育为自生世代的成虫。在外界条件适宜时，自生世代可多次进行，此过程称为间接发育。当外界环境不利于虫体发育时，杆状蚴蜕皮两次，发育为丝状蚴，此期幼虫对宿主具有感染性，可经皮肤或黏膜侵入人体，开始寄生世代，此过程称为直接发育。

2. 寄生世代　丝状蚴侵入人体皮肤 24 小时内，经静脉系统、右心至肺，穿过毛细血管进入肺泡后，大部分幼虫沿支气管、气管移逆行至咽部，被咽下至消化道，钻入小肠黏膜，蜕皮 2 次，发育为成虫。少数幼虫在肺部和支气管也可发育成熟。寄生在小肠的雌虫多埋藏于肠黏膜内，并在此产卵。虫卵发育很快，数小时后即可孵化出杆状蚴，并自黏膜内逸出，进入肠腔，随粪便排出体外。自丝状蚴感染人体至杆状蚴排出，至少需要 17 天。被排出的杆状蚴，既可经 2 次蜕皮直接发育为丝状蚴感染人体，也可在外界发育为自生世代的成虫。当宿主机体免疫力低下或发生便秘时，寄生于肠道中的杆状蚴可迅速发育为具感染性的丝状蚴，在小肠下段或结肠经黏膜侵入血液循环，引起体内自身感染。当排出的丝状蚴附着在肛周，则可钻入皮肤，导致体外自身感染。有的虫体可寄生在肺或泌尿生殖系统，随痰排出的多为丝状蚴，随尿排出的多为杆状蚴。

（三）致病

粪类圆线虫是一种机会性致病寄生虫，致病作用与其感染程度及人体健康状况密切相关。患者的主要临床表现有以下几方面。

1. 皮肤损伤　丝状蚴侵入皮肤引起类似钩蚴性皮炎的症状，还可出现移行性线状荨麻疹。幼虫在皮内移行较快，所引起的荨麻疹蔓延也快，此特点常是粪类圆线虫在皮肤移行的重要诊断依据。

2. 肺部症状　幼虫在肺部移行时引起的病变，患者出现咳嗽、多痰、哮喘、呼吸困难、嗜酸性粒细胞增多等。若有成虫寄生，症状更重，持续时间更长。

3. 消化道症状　在小肠黏膜内的成虫或幼虫的机械性刺激及毒性作用引起组织炎症反应，轻者表现为以黏膜充血为主的卡他性肠炎，中度者表现为水肿性肠炎，重度者表现为溃疡性肠炎。患者有上腹部烧灼感、恶心、呕吐、间歇性反复性腹泻，重症感染可出现全腹痛、麻痹性肠梗阻、腹胀、脱水、衰竭等，可伴有发热、全身不适、贫血、嗜酸性粒细胞增多等。

4. 其他损害　粪类圆线虫的丝状蚴或成虫可移行至全身各器官，形成肉芽肿，引起多器官损害，导致弥散性粪类圆线虫病。一般为慢性病程，但患者因各种消耗性疾病、艾滋病或长期使用免疫抑制剂，可出现自身重度感染，大量丝状蚴经血液播撒至肠外器官，导致播撒性粪类圆线虫病。由于大量幼虫在体内移行，可将肠道细菌带入血流而引起败血症，也可出现强烈的变态反应，最后导致多器官功能衰竭以致死亡。

（四）实验诊断

1. 病原学诊断　从粪便、痰、尿或脑积液中检获幼虫或培养出丝状蚴为确诊依据。在腹泻患者的粪便中也可检出虫卵。直接涂片法检出率低，贝氏分离法检出率高。由于患者有间歇性排虫现象，故病原检查应多次反复进行。

2. 免疫学诊断　检测患者血清中特异性抗体，对轻、中度感染者具有较好的辅助诊断价值。

(五) 流行与防治

我国主要流行于南部地区。预防的关键是加强粪便与水源管理,做好个人防护,对犬、猫进行检查和治疗。治疗以噻苯唑的效果最好,但副作用较多,对肝、肾功能不好者慎用。阿苯哒唑、噻嘧啶和左旋咪唑有一定疗效。

三、结膜吸吮线虫

病例

患者,男性,25岁,部队战士。2012年6月4日起左眼不明原因红痒不适,持续10天余,后在部队医院按"左眼结膜炎"治疗3天,无好转。6月24日左眼异物感加剧难忍,揉出2条白色小虫后好转。次日上午左眼再度出现明显异物感并充满整个眼球结膜,转当地血吸虫病防治研究所就诊。追问病史,发病前患者曾给1只眼睛红肿、分泌物较多病犬多次擦拭眼睛。眼科检查:右眼正常。左眼睑略红肿,球结膜充血、水肿,结膜囊内见大小不等数条白色线状小虫缠绕蠕动,均在结膜及角膜面活动,用眼科显微镊先后共夹出6条大小不等线状白色小虫,经鉴定为结膜吸吮线虫成虫。

问题:1. 患者感染"眼虫"的原因?

2. 应如何防治?

结膜吸吮线虫,又称眼线虫,是一种寄生在犬、猫、兔等动物眼部的线虫,亦可寄生于人的眼部,引起结膜吸吮线虫病。

(一) 形态

1. 成虫 细长、半透明,在眼结膜囊内寄居时为淡红色,离开人体后呈乳白色,口囊外周具两圈乳突,除头尾两端光滑外,其余体表均有边缘锐利呈锯齿形微细横纹。雄虫大小为(4.5~15.0)mm×(0.25~0.75)mm,尾端弯曲;雌虫为(6.2~20.0)mm×(0.3~0.9)mm,尾端尖直。

2. 虫卵 椭圆形,壳薄,大小为(54~60)μm×(34~37)μm,内含幼虫。卵在产出之前,卵壳已演变成包被幼虫的鞘膜。虫卵在子宫内发育为幼虫由阴门直接产出。

(二) 生活史

成虫寄生在狗、猫等动物的结膜囊及泪管内,偶可寄生在人的眼部。雌虫在结膜囊内产出幼虫,当其中间宿主蝇类在宿主眼部舔食分泌物时,幼虫进入蝇的消化道,穿过中肠侵入血腔,经2次蜕皮发育为感染期幼虫,最后聚集于蝇的头部。当含感染期幼虫的蝇再舔吸其他宿主眼部时,感染期幼虫自蝇喙逸出,进入终宿主眼部,50天左右发育为成虫。成虫寿命可达2年以上。

(三) 致病

成虫在人体多侵犯单侧眼,少数病例可双眼感染。主要在上下睑穹隆内,也寄生于泪腺、结膜下及皮脂腺管内。患者眼部病变可因虫体体表锐利的横纹磨擦、头端口囊吸附作用以及排泄分泌物的刺激作用而引起。轻者可无明显症状,也可有眼部异物感、痒感、流泪、畏光、分泌物增多等临床表现。严重者可伴有结膜充血、小溃疡面形成或角膜混浊及眼睑外翻等。

(四) 诊断

根据病史,对眼部具有异物感等刺激症状长达40天或以上的患者可检查眼部,根据自患处取出虫体而确诊。

(五) 流行与防治

我国分布于除青海、西藏、宁夏、甘肃、海南及台湾外的25个省(市、区)。预防的关键在于防蝇、灭蝇,注意个人眼部卫生。治疗主要是摘取虫体,对症治疗。

本章小结

蛔虫、鞭虫、蛲虫、钩虫发育过程中不需要中间宿主,为土源性线虫;丝虫、旋毛虫、广州管圆线虫等发育过程中需要中间宿主,为生物源性线虫。

线虫成虫主要特点:线状或圆柱状,左右对称,雌雄异体;雌虫较大,尾端尖直,雄虫较小,尾端卷曲或膨大;消化道发育完整,有口有肛门;生殖道发达,为管状结构,雌虫为双管型,雄虫为单管型。蛔虫的唇瓣、鞭虫的马鞭形、蛲虫的头翼咽管球、钩虫的钩齿或板齿是鉴别的要点。

线虫虫卵椭圆形,卵壳厚薄不一(蛔虫卵、蛲虫卵、鞭虫卵壳较厚,钩虫卵壳较薄),内含物为卵细胞(如受精蛔虫卵、鞭虫卵、钩虫卵)或胚蚴(如蛲虫卵)。虫卵颜色深浅不一(钩虫卵、蛲虫卵无色,蛔虫卵、鞭虫卵棕黄色)。

蛔虫、鞭虫、蛲虫的感染阶段为感染期虫卵,感染途径为经口;成虫寄生在人体肠道,引起以消化道症状为主的寄生虫病。

钩虫、丝虫的感染阶段为丝状蚴,感染途径分别为经皮肤和蚊子叮咬;钩虫成虫寄生于人体小肠,引起贫血及消化道症状;丝虫雌虫产出的微丝蚴有夜现周期性,成虫寄生人体淋巴系统,引起淋巴管炎、淋巴结炎、睾丸鞘膜积液、象皮肿等病变。

旋毛虫成虫寄生人体小肠,幼虫寄生同一宿主横纹肌,但完成生活史必须更换宿主,人因误食含囊包蚴的肉类感染。

粪便检查虫卵是大部分线虫(蛔虫、鞭虫、钩虫)常用的诊断方法,常用直接涂片法、饱和盐水漂浮法。肛门周围涂擦物检查是蛲虫病的诊断依据,常用透明胶纸法、棉签拭子法。横纹肌发现囊包蚴是旋毛虫病的诊断依据,血液中查到微丝蚴是丝虫的确诊方法。

(叶 薇)

目标测试

A1型题

1. 治疗肠道线虫感染的常用驱虫剂有
   A. 吡喹酮　　B. 阿苯达唑　　C. 氯喹
   D. 甲硝唑　　E. 乙胺嗪
2. 下列不属于蛔虫卵特征的是
   A. 蛋白质膜　　B. 棕黄色　　C. 新月形间隙
   D. 内含一个卵细胞　　E. 卵壳很薄
3. 下列对蛔虫的描述哪一项是错误的
   A. 寄生人体肠道的大型线虫
   B. 虫体呈圆柱形,体表可见细横纹
   C. 口孔周围有三个"品"字形排列的唇瓣

D. 雄虫尾端向腹面弯曲,雌虫尾端直而钝圆
E. 雌、雄虫的生殖器官发达,均为双管型

4. 可作为诊断毛首鞭形线虫感染的发育期为
A. 虫卵　B. 杆状蚴　C. 丝状蚴
D. 鞭虫幼虫　E. 以上都不是

5. 蛲虫患儿造成自身重复感染的主要原因是
A. 患儿用手搔抓肛周皮肤,虫卵污染手指
B. 患儿免疫力较低
C. 虫卵污染食物
D. 感染性虫卵可经吸入感染
E. 蛲虫病较难治愈

6. 虫体头部具头翼的线虫有
A. 旋毛虫　B. 结膜吸吮线虫　C. 蛲虫
D. 美丽筒线虫　E. 钩虫

7. 十二指肠钩虫的体态
A. 呈“S”形　B. 呈“C”形　C. 呈“6”形
D. 呈“T”形　E. 呈“D”形

8. 丝虫病的病原学诊断主要应用厚血膜法查
A. 成虫　B. 微丝蚴　C. 虫卵
D. 丝状蚴　E. 杆状蚴

9. 旋毛虫的感染途径是
A. 食入含有旋毛虫活囊包蚴的肉类
B. 食入含有活囊包蚴的淡水鱼虾
C. 生食石蟹
D. 生食菱角
E. 饮生水

10. 粪类圆线虫的感染方式为
A. 直接接触　B. 经皮肤　C. 输血
D. 经口　E. 媒介昆虫叮咬

B1 型题

A. 肠道　B. 眼　C. 横纹肌
D. 淋巴系统　E. 中枢神经系统

11. 鞭虫成虫寄生人体部位
12. 广州管圆线虫成虫寄生人体部位
13. 结膜吸吮线虫寄生人体部位
14. 丝虫成虫寄生人体部位
15. 旋毛虫幼虫寄生人体部位

第二章 吸虫纲

学习目标

1. 掌握 医学吸虫形态及生活史的共同特征，华支睾吸虫、布氏姜片吸虫、卫氏并殖吸虫及日本血吸虫的形态特点、生活史及实验室诊断技术。
2. 熟悉 各种吸虫的致病机制及其临床表现。
3. 了解 以上各种吸虫病的流行特点及防治原则。

第一节 概述

吸虫属于扁形动物门吸虫纲，寄生于人体的吸虫有 30 多种，都属于复殖目又称复殖吸虫。吸虫均营寄生生活，种类繁多，大小、形态各异，生活史复杂。我国寄生人体的吸虫主要有华支睾吸虫、布氏姜片吸虫、卫氏并殖吸虫、斯氏狸殖吸虫和日本血吸虫。

一、形态

1. 成虫 多数背腹扁平、呈叶状或舌状(血吸虫除外)，大小依虫种而异。虫体表面为光滑或具有小棘的角质层覆盖。吸盘为附着器官，通常有两个，其中一个包围着口孔，称口吸盘，另一个位于腹面，称腹吸盘。消化系统不完整，包括口、咽、食管及分支的肠管。两条肠管在虫体后端形成封闭的盲端，无肛门。生殖系统发达，除血吸虫外均为雌雄同体。雄性生殖器官包括睾丸、输精管、储精囊、射精管与阴茎等。雌性生殖器官包括卵巢、输卵管、梅氏腺、卵模、卵黄腺及子宫等。生殖孔通常位于腹吸盘的前缘或后缘处，个别虫种具生殖吸盘。排泄系统由焰细胞、毛细管、集合管、排泄囊、排泄管和排泄孔组成。排泄液经毛细管、集合管集中到排泄囊，最后从排泄孔排出体外。排泄孔只有一个，位于虫体的后端(图 2-1)。

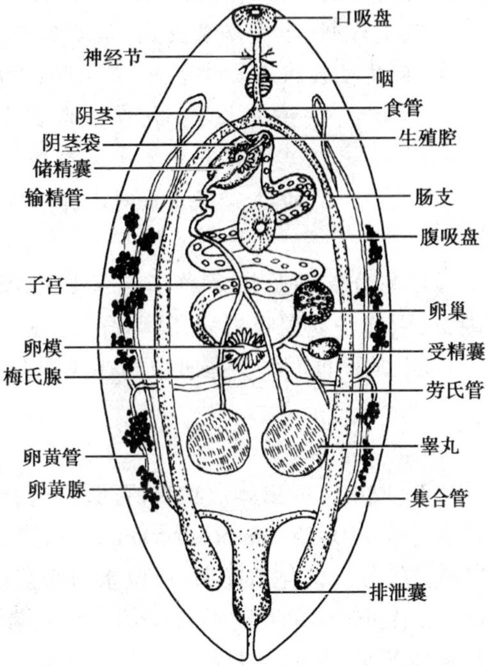

图 2-1 吸虫成虫形态构造示意图

2. 虫卵 多呈椭圆形，多数有卵盖(日本

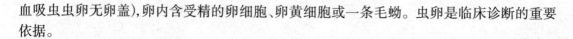

血吸虫虫卵无卵盖),卵内含受精的卵细胞、卵黄细胞或一条毛蚴。虫卵是临床诊断的重要依据。

二、生活史

吸虫的生活史复杂,不但具有世代的交替(含有性世代和无性世代),还有宿主的转换。吸虫的第一中间宿主多为淡水螺类或软体动物,第二中间宿主依虫种不同可为鱼类、甲壳类或节肢动物等。终宿主大多为脊椎动物和人。

吸虫的生活史离不开水,虫卵必需入水或在水中被软体动物吞食后才能孵化出毛蚴,毛蚴进入中间宿主后发育为胞蚴,胞蚴体内的胚细胞经反复分裂后分化成许多雷蚴,最后从母体逸出。胞蚴和雷蚴都可以不止一代,有的虫种可继续产生三、四代雷蚴,每代雷蚴都同时含有尾蚴及下一代的雷蚴。胞蚴或雷蚴中的尾蚴成熟后,在一定的外界条件影响下即可从母体逸出,借助尾部的摆动,在水中游动,在某些物体上结囊形成囊蚴,或在第二中间宿主体内发育成囊蚴。囊蚴进入终宿主消化道后,即脱囊而出变为童虫,在适宜的寄生部位发育为成虫。

第二节 华支睾吸虫

病例

患者,男性,3 岁,因不规则发热,两下肢水肿,食欲减退,腹胀、腹泻等症状就诊。入院时明确诊断为华支睾吸虫病,伴有肝硬化、腹水、低蛋白性水肿,中度贫血及营养不良。住院 20 多天,治疗和抢救无效而死亡。肝脏病理切片镜检:肝内大胆管扩张,腔内充满华支睾吸虫成虫的各个切面,胆管内虫体切面可见清晰的华支睾吸虫虫卵。病理解剖诊断:华支睾吸虫病、华支睾吸虫性肝硬化、阻塞性黄疸、胰管内华支睾吸虫寄生、间质性胰腺炎。脾淤血、肾浊肿、心肌轻度浊肿,在肝脏内挤出肝吸虫 6591 条。

请问:1. 该患者是如何感染华支睾吸虫病的?

2. 怎样诊断华支睾吸虫病?

3. 华支睾吸虫病对人体有哪些危害?

中华分支睾吸虫,简称华支睾吸虫,又名肝吸虫,成虫寄生于人或猫、犬等动物的肝胆管内,可引起华支睾吸虫病,又称肝吸虫病。1975 年在我国湖北江陵西汉古尸粪便中发现本虫虫卵,从而证明华支睾吸虫病在我国至少已有 2300 年以上历史。

一、形态

1. 成虫 成虫体形狭长,背腹扁平,前端稍窄,后端钝圆,状似葵花子仁,体表无棘。虫体大小为(10~25) mm×(3~5) mm。口吸盘略大于腹吸盘,前者位于虫体前端,后者位于虫体前 1/5 处。消化道简单,口位于口吸盘的中央,咽呈球形,食管短,其后为肠支。肠支分为两支,沿虫体两侧直达后端,不汇合,末端为盲端。排泄囊为一略带弯曲的长袋,前端到达受精囊水平处,并向前端发出左右两支集合管,排泄孔开口于虫体末端。雄性生殖器官有睾丸 1 对,前后排列于虫体后部 1/3,呈分支状,故名分支睾吸虫。两睾丸各发出 1 条输出管,向前在虫体中部汇合成输精管，通储精囊，经射精管入位于腹吸盘前缘的生殖腔，缺阴茎袋、阴茎和前列腺。雌性生殖器官有卵巢1个，呈分叶状，位于睾丸之前，输卵管发自卵巢，其远端为卵模，卵模周围为梅氏腺。卵模之前为子宫，盘绕向前开口于生殖腔。受精囊在睾丸与卵巢之间，呈椭圆形，与输卵管相通。劳氏管位于受精囊旁，也与输卵管相通，为短管，开口于虫体背面。卵黄腺呈滤泡状，分布于虫体的两侧，两条卵黄腺管汇合后，与输卵管相通。

2. 虫卵　淡黄褐色，形似芝麻，一端较窄一端钝圆，有卵盖，卵盖周围的卵壳增厚形成肩峰，另一端有一疣状突起。大小为(27~35)μm×(12~20)μm。为人体寄生虫卵中最小的。从粪便中排出时，卵内已含有一条毛蚴(图2-2)。

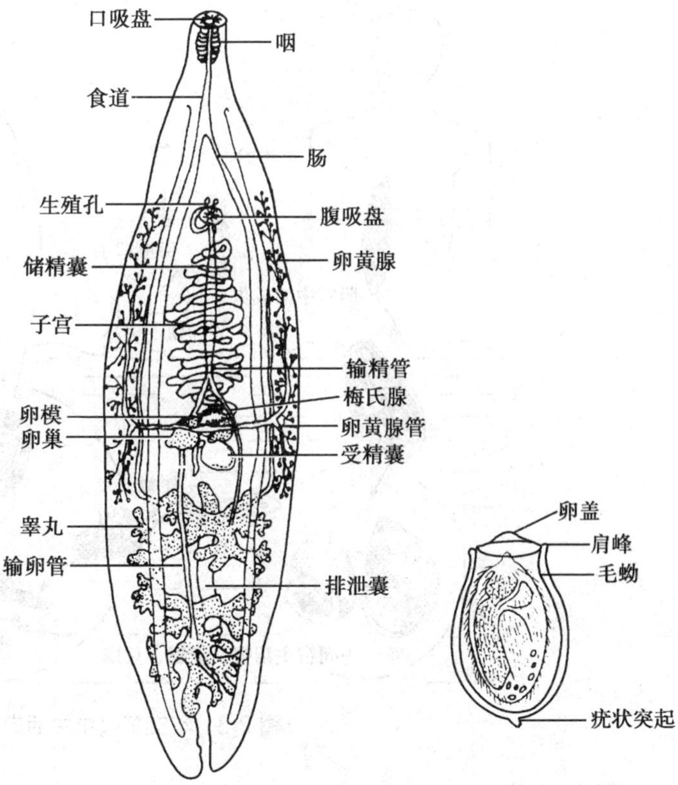

图2-2　华支睾吸虫成虫和虫卵

二、生活史

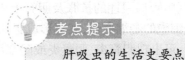

> 考点提示
>
> 肝吸虫的生活史要点

华支睾吸虫生活史为典型的复殖吸虫生活史，包括成虫、虫卵、毛蚴、胞蚴、雷蚴、尾蚴、囊蚴及后尾蚴等阶段(图2-3)。终宿主为人及肉食哺乳动物(狗、猫等)，第一中间宿主为淡水螺类，如豆螺、沼螺、涵螺等，第二中间宿主为淡水鱼、虾。感染阶段为囊蚴。成虫寄生于人和猫、犬等哺乳动物的肝胆管内，虫多时可移居至大的胆管、胆总管或胆囊内，也偶见于胰腺管内。

成虫产出虫卵，虫卵随胆汁进入消化道随粪便排出，进入水中被第一中间宿主豆螺、沼螺或涵螺等淡水螺吞食后，在螺类的消化道内孵出毛蚴，毛蚴穿过肠壁在螺体内发育成为胞蚴，再经胚细胞分裂，形成许多雷蚴和尾蚴，成熟的尾蚴从螺体逸出。尾蚴在水中遇到适宜的第二中间宿主淡水鱼、虾类，则侵入其肌肉等组织，经20~35天，发育成为囊蚴。囊蚴呈椭球形，大小平均为(0.14×0.15)mm，囊壁分两层。囊内幼虫运动活跃，可见口、腹吸盘，排泄囊内含黑色颗粒。囊蚴在鱼体内可存活3个月到1年。囊蚴被终宿主(人、猫、狗等)吞食后，在消化液的作用下，囊壁被软化，囊内幼虫的酶系统被激活，幼虫活动加剧，在十二指肠内破囊而出。脱囊后的幼虫循胆汁逆流而行，少部分幼虫在几小时内即可到达肝内胆管。但也有动物实验表明，幼虫可经血管或穿过肠壁到达肝胆管内。人自食入活囊蚴至发育为成虫并产卵所需时间约为1个月，成虫寿命为20~30年。

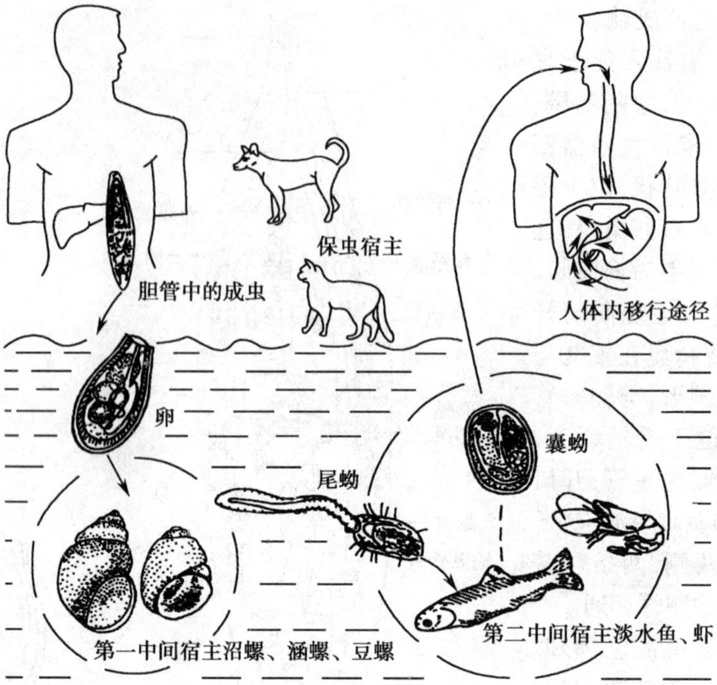

图 2-3 华支睾吸虫生活史

三、致病

1. 致病机制 华支睾吸虫病的危害性主要是患者的肝脏受损。病变主要发生于肝脏的次级胆管。成虫在肝胆管内破坏胆管上皮及黏膜下血管，虫体在胆道寄生时的分泌物、代谢产物和机械刺激等因素诱发的变态反应可引起胆管内膜及胆管周围的超敏反应及炎性反应，出现胆管局限性的扩张及胆管上皮增生。感染严重时在门脉区周围可出现纤维组织增生和肝细胞的萎缩变性，甚至形成胆汁性肝硬化。由于胆管壁增厚，管腔相对狭窄和虫体堵塞胆管，可出现胆管炎、胆囊炎或阻塞性黄疸。由于胆汁流通不畅，往往容易合并细菌感染。

胆汁中可溶的葡萄糖醛酸胆红素在细菌性 β-葡萄糖醛酸苷酶作用下变成难溶的胆红素钙。这些物质可与死亡的虫体碎片、虫卵、胆管上皮脱落细胞等形成胆管结石。因此华支睾吸虫常并发胆道感染和胆石症，胆石的核心往往可找到华支睾吸虫卵。华支睾吸虫病的并发症和合并症很多，其中较常见的有急性胆囊炎，慢性胆管炎、胆囊炎、胆结石、肝胆管梗阻等。成虫偶尔寄生于胰腺管内，引起胰管炎和胰腺炎。此外，国内外一些文献报道，华支睾吸虫感染与胆管上皮癌、肝细胞癌的发生有一定关系。

2. 临床表现 症状以疲乏、上腹不适、消化不良、腹痛、腹泻、肝区隐痛、头晕等较为常见，但许多感染者并无明显症状。常见的体征有肝大，脾大较少见，偶见发育欠佳类似侏儒症者。严重感染者在晚期可造成肝硬化、腹水，甚至死亡。

四、实验诊断

1. 病原学诊断 检获虫卵是确诊的主要依据。但因虫卵小，粪便直接涂片法容易漏检，故多采用各种集卵法（如水洗离心沉淀法，乙醚沉淀法等）和十二指肠引流胆汁进行离心沉淀检查。

(1) 涂片法:直接涂片法操作简便,但由于所用粪便量少,检出率不高,且虫卵甚小,容易漏诊。定量透明法(Kato-Katz,甘油纸厚涂片透明法),在大规模肠道寄生虫调查中,被认为是最有效的粪检方法之一,可用于虫卵的定性和定量检查。

(2) 集卵法:此法检出率较直接涂片法高。集卵法包括漂浮集卵法和沉淀集卵法两类,沉淀集卵常用水洗离心沉淀法,乙醚沉淀法。

(3) 十二指肠引流胆汁检查:引流胆汁进行离心沉淀检查也可查获虫卵。此法检出率接近100%,但技术较复杂,一般患者难以接受。临床上对患者进行胆汁引流治疗时,还可见活成虫。

2. 免疫学诊断　目前,在临床辅助诊断和流行病学调查中,免疫学方法已被广泛应用。常用的方法有间接血凝试验(IHA)、间接荧光抗体试验(IFAT)、酶联免疫吸附试验(ELISA)等。

3. 影像学诊断　用B型超声波检查华支睾吸虫病患者时,在超声像图上可见多种异常改变。尽管声像图特异性不强,但与流行病学、临床表现及实验室检查对比分析,仍具一定诊断价值。此外,CT也是本病较好的影像学检查方法。

五、流行与防治

1. 流行　华支睾吸虫病主要分布在亚洲,如中国、日本、朝鲜、越南和东南亚国家。我国除青海、宁夏、内蒙古、西藏等尚未见报道,其余25个省、市、自治区都有不同程度流行。而保虫宿主动物感染的地区范围更广,感染率与感染度多比人体感染高,对人群的感染具有潜在的威胁。

患者、带虫者及保虫宿主是传染源。华支睾吸虫病的传播有赖于粪便中的虫卵有机会下水,而水中存在第一、第二中间宿主以及当地人群有生吃或半生吃淡水鱼虾的习惯是影响本病流行的主要因素。实验证明,在厚度约1mm的鱼肉片内的囊蚴,在90℃的热水中1秒钟即被杀死,75℃时3秒内死亡,70℃及60℃时分别在6及15秒内全部死亡。囊蚴在醋中可活2个小时,在酱油中可活5小时。在烧、烤、烫或蒸全鱼时,可因温度不够、时间不足或鱼肉过厚等原因,未能杀死全部囊蚴。成人感染方式以食鱼生为多见,如在珠江三角洲、香港、台湾等地人群主要通过吃"鱼生"、"鱼生粥"或烫鱼片而感染;东北朝鲜族居民主要是用生鱼佐酒吃而感染;小孩的感染则与他们在野外进食未烧烤熟透的鱼虾有关。此外,抓鱼后不洗手或用口叼鱼、使用切过生鱼的刀及砧板切熟食、用盛过生鱼的器皿盛熟食等也有使人感染的可能。

2. 防治　做好宣传教育,使群众了解本病的危害性及其传播途径,自觉不吃鱼生及未煮熟的鱼肉或虾,改进烹调方法和饮食习惯,注意生、熟吃的厨具要分开使用。不要用未经煮熟的鱼、虾喂猫、狗等动物,以免引起感染。加强粪便管理,不让未经无害化处理的粪便下鱼塘。结合农业生产清理塘泥或用药杀灭螺蛳,对控制本病也有一定的作用。治疗华支睾吸虫病的药物,目前应用最多的是吡喹酮与阿苯哒唑。

第三节　布氏姜片吸虫

病例

患者,女,24岁。因反复右上腹隐痛,伴低热腹胀3年,近期加重伴呕吐、黄疸6d

入院。体查:右上腹压痛,反跳痛明显。B超示胆囊壁增厚,不规则,囊内多发性砂型结石。予以手术治疗。术中见胆囊周围少量粘连,胆囊壁轻度充血水肿。逆行法切除胆囊。探查胆总管,见总管扩张,管壁略增厚。胆道探针通过奥狄氏括约肌,进入十二指肠时阻力较大,但无异物或结石触及感。用生理盐水反复冲洗左、右肝管,冲洗中发现2条形似姜片,扁薄椭圆形。呈暗红色,有吸盘的成虫。术后第2天引流出与术中相似略大的成虫一条,经检查确定为姜片虫。术后补查大便发现有布氏姜片虫卵。

请问:1. 布氏姜片吸虫的成虫形态特点是什么?

2. 怎样诊断布氏姜片吸虫病?

布氏姜片吸虫简称姜片虫,是寄生于人体小肠中的大型吸虫,可引起姜片虫病。祖国医书中早有"肉虫","赤虫"等记述。本虫病主要流行于亚洲,故又称亚洲大型肠吸虫。

一、形态

1. 成虫 长椭圆形、肥厚,形似姜片。新鲜虫体呈肉红色,背腹扁平,前窄后宽,长20~75mm,宽8~20mm,厚0.5~3.0mm,体表有体棘,为寄生人体最大的吸虫。口吸盘近体前端,直径约0.5mm,腹吸盘靠近口吸盘后方,漏斗状,肌肉发达,较口吸盘大4~5倍,肉眼可见。咽和食管短,肠支呈波浪状弯曲,向后延至虫体末端;睾丸两个,高度分支,呈珊瑚状,前后排列于虫体的后半部。卵巢具分支,位于睾丸之前。子宫盘曲在卵巢和腹吸盘之间。卵黄腺颇发达,分布于虫体的两侧。生殖孔位于腹吸盘的前缘。

2. 虫卵 呈椭圆形,大小为(130~140)μm×(80~85)μm,淡黄色,卵壳薄而均匀,一端有一不明显的小盖。卵内含有一个卵细胞和20~40个卵黄细胞(图2-4)。

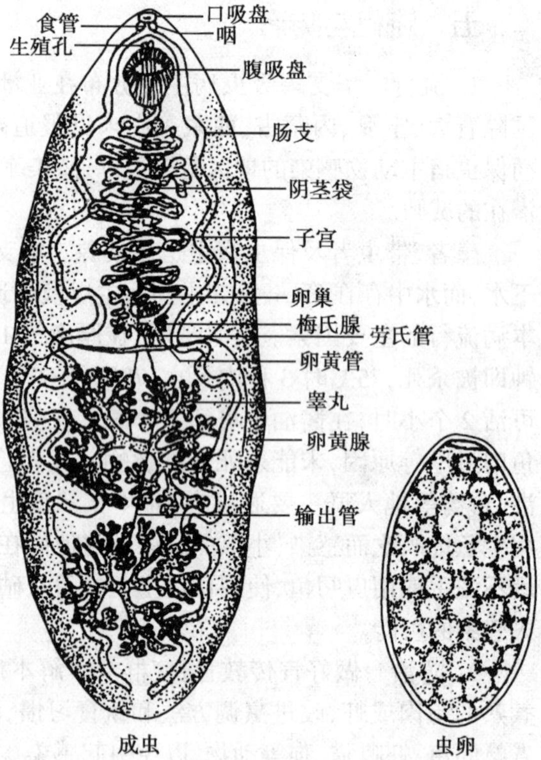

图2-4 布氏姜片吸虫成虫和虫卵

二、生活史

布氏姜片吸虫生活史过程包括卵、毛蚴、胞蚴、母雷蚴、子雷蚴、尾蚴、囊蚴、后尾蚴和成虫阶段。终宿主是人和猪(或野猪),中间宿主是扁卷螺。以菱角、荸荠、茭白、水浮莲、浮萍等水生植物为传播媒介。感染阶段为囊蚴。

成虫寄生在人和猪的小肠上段,受精卵随终宿主粪便排出,如到达水中,在适宜温度26~32℃条件下经3~7周发育成熟,孵出毛蚴。毛蚴侵入扁卷螺的淋巴间隙中,经1~2个月完成了胞蚴、母雷蚴、子雷蚴与尾蚴阶段的发育繁殖。成熟的尾蚴从螺体逸出,附着在水生植物如水红菱、荸荠、茭白等的表面,分泌成囊物质包裹其体部,脱去尾部形成囊蚴。囊蚴呈半圆形,光镜下可见两层囊壁:外层草帽状,脆弱易破;内层扁圆形,透明而较坚韧。囊内后尾蚴的排泄囊两侧的集合管中含许多折光颗粒为其特征。终宿主生食含有活囊蚴的水生植物后,在消化液和胆汁的作用下后尾蚴脱囊而出并附于十二指肠或空肠上段的黏膜上吸取营养,经 1~3 个月发育为成虫。每条雌虫一天约可产 2.5 万个卵,姜片虫的寿命,在猪体不超过两年,在人体最长可达 4 年半(图 2-5)。

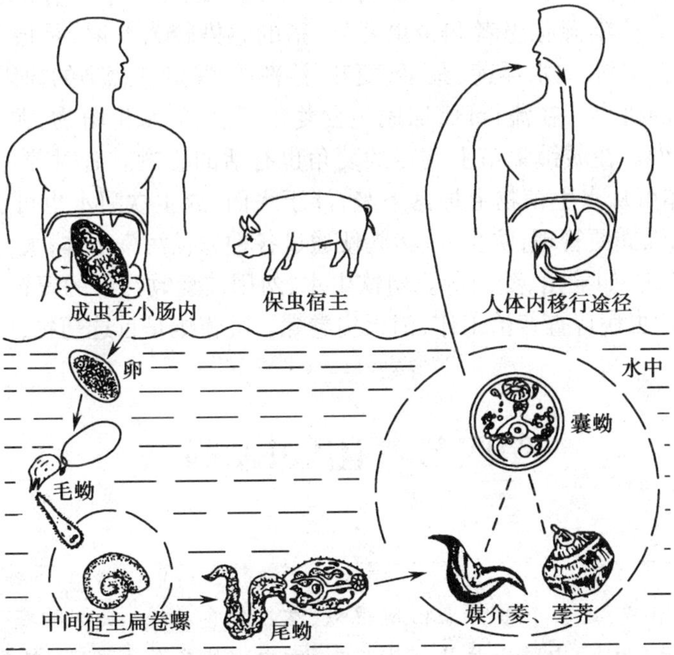

图 2-5 布氏姜片吸虫生活史

三、致病

姜片虫成虫的致病作用,包括机械性损伤及虫体代谢产物引起的变态反应。成虫的吸盘发达、吸附力强,可使被吸附的黏膜坏死、脱落,肠黏膜发生炎症、点状出血、水肿以致形成溃疡或脓肿。寄生数量较多时常出现腹痛和腹泻,并表现消化不良,排便量多,稀薄而臭,或腹泻与便秘交替出现,甚至发生肠梗阻。儿童严重感染,可出现低热、消瘦、贫血、浮肿、腹水以及智力减退和发育障碍等,少数可因衰竭、虚脱而死。

四、实验诊断

1. 病原学诊断　检查粪便中虫卵是确诊姜片虫感染的主要方法。因姜片虫卵大,容易识别,用直接涂片法检查三张涂片,即可查出绝大多数患者,但轻度感染的病例往往漏检。必要时也可用浓集方法提高检出率,常用的有离心沉淀法及水洗自然沉淀法。定量透明厚涂片法即加藤厚涂片法的检出效果与沉淀法相仿,既可定性检查,又可进行虫卵记数,以了解感染度。

姜片虫卵与肝片形吸虫卵和棘口类吸虫卵的形态十分相似,应注意鉴别。有时少数患者的呕吐物或粪便中偶可发现成虫。

2. 免疫学诊断　用免疫学方法对早期感染或大面积普查,有较好的辅助诊断价值。

常用的有酶联免疫吸附试验(ELISA)和免疫荧光试验(IFA)等。

五、流行与防治

1. 流行　本病主要分布在亚洲的温带和亚热带的一些国家。国内除东北、内蒙古、新疆、西藏、青海、宁夏等省外,18个省、区已有报道。姜片虫病主要流行于种植菱角及其他可供生食的水生植物、地势低洼、水源丰富的地区。这些地区水中含有机物多,有利于扁卷螺类的孳生繁殖。传染源除患者和带虫者外,猪的感染较为普遍,是最重要的保虫宿主。用含有活囊蚴的青饲料(如水浮莲、蕹菜、菱叶、浮萍等)喂猪是感染的原因。粪便管理不善,增加了虫卵入水的机会。在流行区,居民生食菱角、茭白等水生植物,尤其在收摘菱角时,边采边食易于感染。在城镇集市上购得的菱角也有活的囊蚴。有时姜片虫尾蚴可在水面上成囊,且囊蚴亦可从水生植物上掉落下来,浮于水面,故生饮河水也可引起感染。

2. 防治　加强粪便管理,防止人、猪粪便通过各种途径污染水体;大力开展卫生宣传教育,勿生食水生植物,如菱角、茭白等。勿饮生水、勿用被囊蚴污染的青饲料喂猪;在流行区开展人和猪的姜片虫病普查普治工作,消灭扁卷螺。吡喹酮是首选药物,中药槟榔也有较好的疗效。

第四节　卫氏并殖吸虫

病例

患者,女,30岁,近3个多月来出现咳嗽、咳铁锈色血痰,双侧胸痛,伴低热、盗汗、乏力。胸片提示:两上、中肺小片状模糊阴影,右中肺见多个透光区,在多家医院均诊断为浸润型肺结核,抗痨(四联)治疗3个月,病情无明显好转。半个月前发现腰背部有游走性包块,否认有结核接触史。肺吸虫抗原皮试及ELISA均为强阳性。肺部CT两肺见斑片状、结节病灶、右肺下叶背段见多个空洞。追问病史,该患者为做水产品批发生意的老板,有烤食螃蟹的习惯,确诊为肺吸虫病。用吡喹酮治疗2周后咯血逐渐减少,咳嗽、胸痛减轻,1个月后复查胸片阴影明显吸收。

请问:1. 该患者感染肺吸虫病与其经常烤食螃蟹有何关联?

2. 肺吸虫病的临床表现有哪些?

卫氏并殖吸虫又称卫氏肺吸虫,成虫寄生于人及猫、犬科动物的肺脏,引起肺吸虫病。以在肺部形成囊肿为主要病变,主要症状有铁锈色(烂桃样)血痰和咯血。

一、形态

1. 成虫　椭圆形,虫体肥厚,背侧略隆起,腹面扁平,似半粒黄豆。活体呈红褐色,半透明,体形因伸缩而不断变化。死虫砖灰色。压片标本呈椭圆形,西瓜子状。体长7.5~12.0mm,宽4~6mm,厚3.5~5.0mm。口、腹吸盘大小略同,口吸盘位于虫体前端,腹吸盘位于体中横线之前。消化系统包括口、咽、食管及两支弯曲的肠支。口腔接肌质咽球,食管短,两支弯曲肠支延伸至虫体后部,各有3~4个弯曲,略呈波浪形,以盲端终止。卵巢一个,分5~6叶,与子宫并列于腹吸盘之后,卵黄腺为许多密集的卵黄滤泡所组成,分布于虫体两侧。两个睾丸分支如指状，并列于虫体后 1/3 处。卵巢形态、口腹吸盘比例、睾丸长度比是并殖吸虫形态鉴别的重要特征。

2. 虫卵　金黄色，椭圆形，大小为(80~118) μm × (48~60) μm，前端稍突，后端稍窄，有扁平卵盖，卵盖常略倾斜，亦有缺盖者。卵壳厚薄不匀，后端明显增厚，卵内含有 1 个卵细胞和 10 余个卵黄细胞。卵细胞常位于虫卵中央略偏前部，常因卵黄细胞遮蔽而不易看到(图 2-6)。

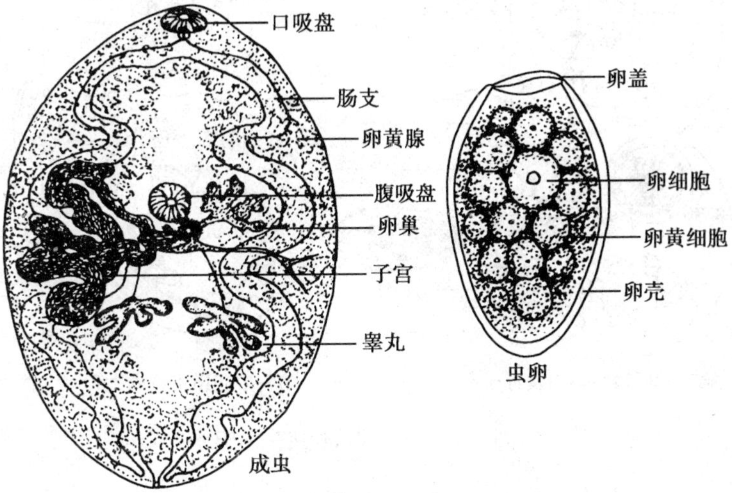

图 2-6　卫氏并殖吸虫成虫和虫卵

二、生活史

考点提示

卫氏并殖吸虫的生活史要点

卫氏并殖吸虫生活史过程包括卵、毛蚴、胞蚴、母雷蚴、子雷蚴、尾蚴、囊蚴、后尾蚴、童虫和成虫阶段。终宿主是人或猫、犬、虎、豹等多种哺乳动物，第一中间宿主为生活于淡水的川卷螺，第二中间宿主为溪蟹和蝲蛄。感染阶段为囊蚴。

成虫寄生在人或猫、犬、虎、豹等多种哺乳动物的肺脏，以坏死的组织和血液为食。因形成的虫囊与支气管相通，虫卵可经气管排出或随痰吞咽后随粪便排出。卵入水中，在适宜的温度下 25~30℃经 2~3 周孵出毛蚴，毛蚴在水中活动，如遇到第一中间宿主川卷螺主动侵入，经由胞蚴、母雷蚴、子雷蚴等无性繁殖阶段产生成大量尾蚴。成熟的尾蚴具短尾，凭两个吸盘做尺蠖式运动。尾蚴从螺体逸出后，侵入第二中间宿主溪蟹或蝲蛄，或随螺体一起被吞食而进入第二中间宿主体内。在溪蟹和蝲蛄肌肉、内脏或腮上形成囊蚴。囊蚴呈球形，具两层囊壁，外层直径 300~400μm。人或其他终宿主因食入含有活囊蚴的溪蟹、蝲蛄而感染。

囊蚴进入终宿主消化道后，经 30~60 分钟，在小肠前端经消化液作用下，后尾蚴脱囊而出，靠两个吸盘作强有力的伸缩运动和前端腺分泌物的作用，穿过肠壁，进入腹腔，发育为童虫。童虫在组织中移行并徘徊于各脏器及腹腔间。经过 1~3 周窜扰后，穿过膈经胸腔进入肺。在移行过程中，虫体逐渐长大，最后在肺中形成虫囊。有些童虫可终生穿行于宿主组织间直至死亡。自囊蚴进入终宿主到成熟产卵，一般约需 2 个多月(图 2-7)。成虫在宿主体内一般可活 5~6 年，长者可达 20 年。

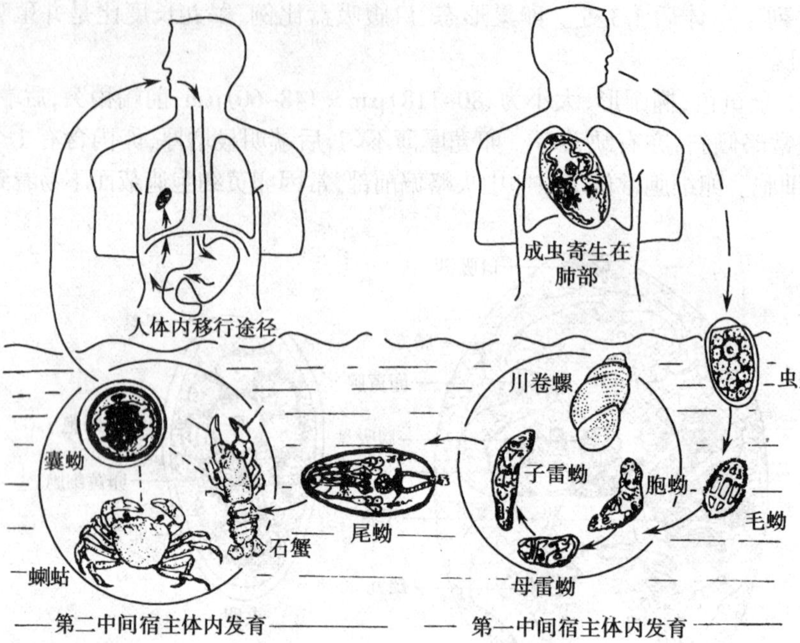

图 2-7 卫氏并殖吸虫生活史

本虫除在肺部寄生外,亦可异位寄生在皮下、肝、脑、脊髓、心包及眼眶等处,但一般不能发育成熟。在肺部,每个虫囊中一般含有两条虫,有时也可见 3 条或多于 3 条的虫在同一虫囊。

三、致病

卫氏并殖吸虫的致病主要是童虫或成虫在人体组织与器官内移行、寄居造成的机械性损伤,及其代谢物等引起的免疫病理反应。本病潜伏期长短不一,短者 2~15 天,长者 1~3 个月。病变过程一般可分为急性期和慢性期。

1. 急性期:主要由童虫移行、游窜引起。症状出现于吃进囊蚴后数天至 1 个月左右,重感染者在第 2 天即出现症状。轻者仅表现为食欲减退、乏力、腹痛、腹泻、低热等一般症状。重者可有全身过敏反应、高热、腹痛、胸痛、咳嗽、气促、肝大并伴有荨麻疹。白细胞数增多,嗜酸性粒细胞升高明显。

2. 慢性期:童虫进入肺后引起的病变,大致可分为:

(1) 脓肿期:主要为虫体移行引起组织破坏、出血及继发感染。肉眼可见病变处呈窟穴状或隧道状,内有血液,并出现炎性渗出,继之病灶四周产生肉芽组织而形成薄膜状脓肿壁。

(2) 囊肿期:由于渗出性炎症,大量细胞浸润、聚集、死亡、崩解、液化,囊肿内充满赤褐色果酱样液体。镜下检查可见坏死组织、夏科 - 雷登结晶和大量虫卵。囊壁因大量肉芽组织增生而肥厚,肉眼可见边界清楚的结节状虫囊,呈紫色葡萄状。

(3) 纤维瘢痕期:由于虫体死亡或转移至他处,囊肿内容物通过支气管排出或吸收,囊内由肉芽组织充填,纤维化,最后形成瘢痕。

肺吸虫病常累及全身多个器官,症状较复杂。临床上根据主要损伤部位可分:胸肺型、脑型、肝型、皮肤型及亚临床型等。胸肺型患者咳嗽、胸痛、痰中带血或咳铁锈色痰(痰中常可见大量虫卵),胸部X线检查显示肺部有明显改变,易被误诊为肺结核或肺炎;脑型患者出现头晕、头痛、癫痫、偏瘫、视力障碍等占位性病变;肝型患者主要表现为肝功能紊乱、肝大、肝痛、转氨酶升高等肝损害表现;皮肤型可见皮下移行性包块或结节;亚临床型患者症状不明显,但多种免疫反应阳性。这类患者可能是轻度感染者,也可能是感染的早期或虫体已被消除的康复期。上述分型并不是绝对的,临床上常有多型并存于同一患者的情况。

四、实验诊断

1. 病原学诊断

(1) 痰或粪便检查:粪检虫卵以沉淀法较好,痰检虫卵的检出率高于粪检法、检查痰液时,宜取清晨咳出的新鲜痰液(轻症患者应留24小时痰液),以10%NaOH消化处理后做离心沉淀,然后取沉渣涂片镜检。

(2) 活体组织检查:疑为皮肤型患者,可摘除皮下包块或结节,若检获童虫或成虫即可确诊。若虫体移行到别处,在局部查见坏死的虫穴、夏科-雷登结晶及嗜酸性粒细胞浸润,具有辅助诊断价值。

2. 免疫学诊断

(1) 皮内试验:以1∶2000成虫冷浸抗原做皮内试验。阳性符合率可高达95%以上,但假阳性和假阴性均较高。本法与日本血吸虫、华支睾吸虫等有交叉反应,且皮试可长期不转阴,故一般无疗效考核价值,常用于肺吸虫病的普查初筛。

(2) 酶联免疫吸附试验:敏感性高,阳性率可达90%~100%。是目前普遍使用的检测方法。但与其他吸虫亦有交叉反应。

(3) 间接血凝试验:通常阳性滴度在1∶20以上时有诊断意义。与其他吸虫有交叉反应,应予以注意。

(4) 酶联免疫吸附抗原斑点试验(AST-ELISA):直接检测血清中循环抗原,阳性率在98%以上,具敏感性高和可考核疗效的优点。

此外,补体结合试验、后尾蚴膜试验、纸片固相放射免疫吸附试验、免疫电泳和琼脂双向扩散、间接炭凝试验都曾用于肺吸虫病的诊断。最近发展的杂交瘤技术、免疫印迹技术、生物素-亲和素系统等技术也开始试用。

3. X线及CT检查　适用于胸肺型及脑型患者。

五、流行与防治

1. 流行　卫氏并殖吸虫在世界各地分布较广,日本、朝鲜、俄罗斯、菲律宾、马来西亚、印度、泰国以及非洲、南美洲均有报道。在我国,目前除西藏、新疆、内蒙古、青海、宁夏未见报道,其他26个省、市、自治区均有不同程度的流行。

患者、带虫者、保虫宿主(猫、犬、虎、豹、狼、狐等)及转续宿主(猪、兔、鼠、蛙、鸡、鸟等)是本病的传染源。流行区的溪水中,第一、二中间宿主同时存在,为本虫在外界发育提供了条件。疫区有生吃或半生吃溪蟹、蝲蛄的习惯。在一些山区,吃溪蟹有生、腌、醉、烤、煮等方式。腌、醉并未能将蟹中囊蚴杀死,等于生吃,这类吃法最危险。烤、煮往往时间不够未能将囊蚴全部杀死,同样有感染的机会。中间宿主死后,囊蚴脱落水中,若生饮含囊蚴的水,也可导致感染。

2. 防治　加强健康教育是控制本病流行的重要措施,加强粪便管理,不随地吐痰,防止虫卵污染水源；不生食或半生食溪蟹、蝲蛄及其制品，不饮生水是预防感染的有效措施。常用治疗药物有吡喹酮、硫氯酚等。

第五节　日本血吸虫

病例

患者，男，46岁，因持续发热三天、乏力、咳嗽、黄疸、肝区疼痛，腹胀及腹泻、肝大且有压痛，小便色黄。初步诊断为急性黄疸性肝炎而入院。B超检查：肝内出现条索状较强的光点或小光团。经调查得知，患者发病前两个月全家曾到洪湖地区旅游，因天气炎热到湖中游泳，事后全身出现了痒疹。经直接涂片法和酶联免疫吸附试验确诊为急性血吸虫病。应用吡喹酮治疗两个疗程后，体温恢复到正常，临床各种症状消失。病后七个月再次去上级医院复查，病原学检查转阴。

请问：1. 血吸虫病的感染途径是什么？

2. 血吸虫对人体有哪些危害？

血吸虫也称裂体吸虫。成虫寄生于哺乳动物（包括人）的肠系膜下静脉血管内。寄生人体的血吸虫主要有6种，即日本血吸虫、埃及血吸虫、曼氏血吸虫，间插血吸虫、湄公血吸虫和马来血吸虫。我国仅有日本血吸虫，即我们通常所说的血吸虫。从湖北江陵西汉古尸体内检获的血吸虫卵表明血吸虫病在我国的存在至少已有2100多年的历史。

一、形态

1. 成虫　雌雄异体，虫体呈圆柱形，外观似线虫。雌虫与雄虫呈合抱状态。口、腹吸盘位于虫体前端。雄虫略粗短，大小为(10~22) mm×(0.50~0.55) mm，乳白色或灰白色，背腹略扁平，自腹吸盘以下虫体向两侧增宽并向腹面卷曲，形成纵行的沟槽，雌虫即栖息于此沟中，故名抱雌沟。雌虫圆柱形，前细后粗。虫体大小为(12~26) mm×(0.1~0.3) mm。腹吸盘不及雄虫的明显，因肠管内含较多的红细胞消化后残留的物质，故虫体呈灰褐色。消化系统有口、食管、肠管。肠管在腹吸盘后缘水平处分为左右两支，延伸至虫体中部之后汇合成单一的盲管。雄虫生殖系统由睾丸、输出管、输精管、储精囊和生殖孔组成。睾丸多为7个，呈串珠状排列，每个睾丸发出一输出管，汇于输精管，向前通于储精囊，生殖孔开口于腹吸盘后方。雌虫生殖系统包括位于虫体中部呈长椭圆形的卵巢一个，由卵巢下部发出一输卵管，绕过卵巢向前，与来自虫体后部的卵黄管在卵巢前汇合成卵模，并为梅氏腺所围绕。卵模为虫卵的成型器官，与子宫相接。子宫开口于腹吸盘下方的生殖孔，内含50~300个虫卵（图2-8）。

2. 虫卵　椭圆形，淡黄色，大小为(74~106) μm×(55~80) μm，卵壳厚薄均匀，无卵盖，卵壳一侧有一小棘，表面常附有许多宿主组织残留物，使小棘不易看清。卵内含一条毛蚴，毛蚴和卵壳间常可见到大小不等的圆形或椭圆形的油滴状毛蚴分泌物，为可溶性虫卵抗原，此抗原可通过卵壳渗出。偶尔在粪便内亦可见少数未成熟卵，内含卵细胞或胚胎。若成熟卵内毛蚴存在10~11天死亡，即可逐渐成为变性卵或钙化卵。

3. 毛蚴　呈梨形或长椭圆形，灰白色，半透明。平均大小为99μm×35μm。周身被有纤毛，是其活动器官，可在水中做直线运动。钻器位于体前端呈嘴状突起，或称顶突。体内

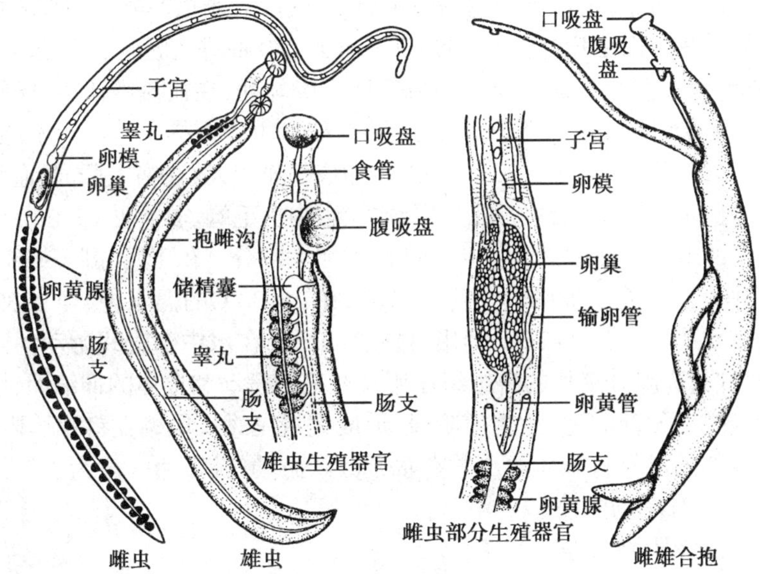

图 2-8 日本血吸虫成虫

前部中央有一个顶腺，两个侧腺也称头腺，位于顶腺稍后的两侧，呈长梨形，它们均开口于钻器或顶突。毛蚴的腺体分泌物中含有中性粘多糖、蛋白质和酶等物质，是可溶性虫卵抗原，在毛蚴未孵出前，此等物质可经卵壳的微管道释出。

4. 尾蚴 血吸虫的尾蚴属叉尾型，大小为(280~360)μm×(60~95)μm，分为体部和尾部，尾部又分为尾干和尾叉。尾蚴外被一层多糖膜，称糖萼。体部前端为头器，内有一单细胞头腺。口孔位于虫体前端正腹面，腹吸盘位于体部后 1/3 处，由发达的肌肉组成，具有较强的吸附能力。腹吸盘周围有 5 对左右对称排列的单细胞腺体，称钻腺。位于腹吸盘前的 2 对称前钻腺，内含钙、碱性蛋白和多种酶类，具有粗大的嗜酸性分泌颗粒；腹吸盘后的 3 对称后钻腺，内含丰富的糖蛋白和酶，具较细的嗜碱性分泌颗粒。前、后钻腺分别由 5 对腺管向体前端分左右 2 束开口于头器顶端。钻腺分泌溶组织酶，以利于尾蚴穿过宿主的皮肤和黏膜。尾部分叉是血吸虫尾蚴的特征(图 2-9)。

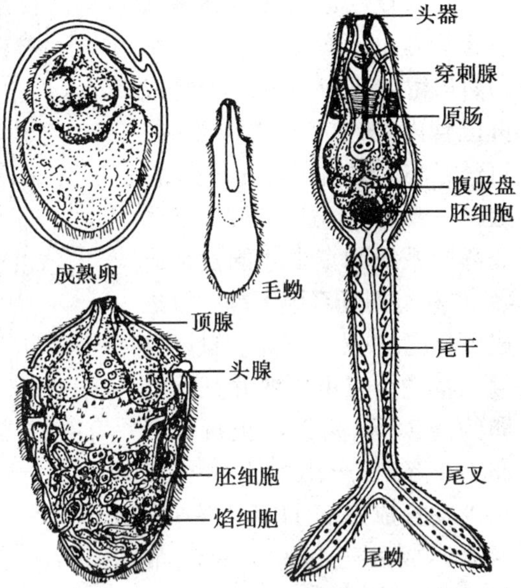

图 2-9 日本血吸虫虫卵和幼虫

二、生活史

日本血吸虫成虫寄生于人和多种哺乳动物的门脉—肠系膜静脉系统，以血液为食。生活史分成虫、虫卵、毛蚴、母胞蚴、子胞蚴、尾蚴、童虫 7 个阶段，终宿主为人及其他哺乳动物。中间宿主是钉螺，感染阶段为尾蚴。

成熟的虫体雌雄合抱，逆血流到达肠壁小静脉，交配后雌虫产卵。一部分虫卵循门静脉系统流至肝门静脉并沉积在肝组织内，另一部分虫卵经肠壁进入肠腔。由于成熟卵内毛蚴的分泌物可透过卵壳，引起虫卵周围组织和血管壁发炎坏死，在血流的压力、肠蠕动和腹内压增加的情况下，虫卵可随破溃的组织落入肠腔，并随宿主粪便排出体外。不能排出的卵，沉积在肝、肠等局部组织中逐渐死亡、钙化。由于卵成串排出，故在宿主肝、肠血管内往往呈念珠状沉积。沉积于组织内的卵，约经11天发育成熟，内含毛蚴。成熟虫卵在10~11天后死亡，故虫卵在组织内的寿命为21~22天。雌虫产出的卵大部分沉积于肠、肝等组织内，仅有少数的虫卵自粪便排出。含有虫卵的粪便污染水体，在25~30℃的温水中，经2~32小时卵内毛蚴孵出。毛蚴在水中能存活1~3天，利用其体表的纤毛在水中作直线游动。当遇到中间宿主钉螺，毛蚴通过其头腺分泌物的溶组织作用及纤毛的摆动和虫体的伸缩而钻入钉螺体内，在螺体内经母胞蚴、子胞蚴等无性繁殖阶段，形成大量尾蚴。尾蚴在钉螺体内分批成熟，陆续逸出。发育成熟的尾蚴自螺体逸出并在水中活跃游动，其寿命一般为1~3天。当人和其他哺乳动物接触含有尾蚴的疫水时，尾蚴用吸盘吸附在皮肤上，依靠其体内腺细胞分泌物的酶促作用，头器伸缩的探查作用，以及虫体全身肌肉运动的机械作用而协同完成钻穿宿主皮肤，在数分钟内即可侵入。尾蚴一旦侵入皮肤以后即丢弃尾部发育为童虫。童虫在皮下组织短暂停留后，侵入小末梢血管或淋巴管内，随血流经右心到肺，再经左心入体循环，到达全身各处。一般只有到达门静脉、肠系膜静脉系统的童虫才能发育成熟，再移行到肠系膜下静脉雌雄成虫合抱，并交配产卵。自尾蚴侵入宿主至成虫成熟并开始产卵约需24天，每条雌虫每日产卵1~3万个，产出的虫卵在组织内发育成熟需11天左右(图2-10)。成虫寿命为3~5年，最长可活40年之久。

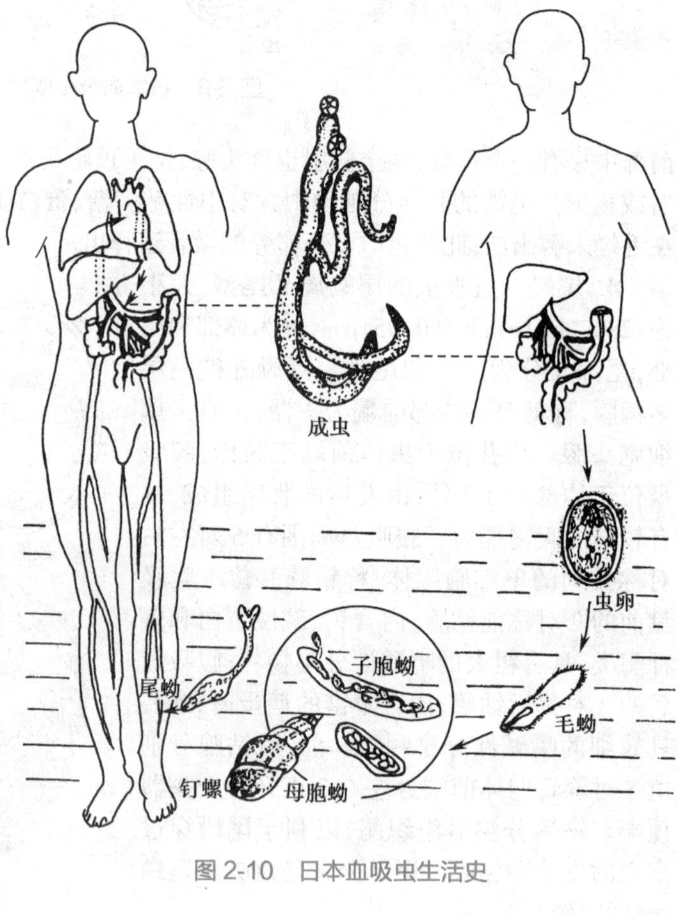

图 2-10 日本血吸虫生活史

三、致病

在血吸虫感染过程中，尾蚴、童虫、成虫和虫卵均可对宿主造成损害，而虫卵是最重要的致病阶段。目前人们普遍认为血吸虫病是一种免疫性疾病。

1. 幼虫致病

(1) 尾蚴所致的损害：尾蚴钻入宿主皮肤后可引起入侵部位出现瘙痒的小丘疹，称为尾蚴性皮炎。病理变化为局部毛细血管扩张充血，伴有出血、水肿和中性粒细胞及单核细胞浸润。尾蚴性皮炎发生机制为Ⅰ型及Ⅳ型超敏反应。

(2) 童虫所致的损害：童虫在宿主体内移行时，所经过的器官可因机械性损伤而出现一过性的血管炎，毛细血管栓塞、破裂、局部细胞浸润和点状出血。在童虫发育为成虫前，患者可有潮热、背痛、咳嗽、食欲减退甚至腹泻、白细胞特别是嗜酸性粒细胞增多等症状，这可能与童虫机械性损害和其代谢产物引起的超敏反应有关。

2. 成虫致病　成虫一般无明显致病作用，少数可引起轻微的机械性损害，如静脉内膜炎等。可是其代谢产物、虫体分泌物等，在机体内可形成免疫复合物，引起Ⅲ型超敏反应，对宿主产生损害，还可引起宿主整体免疫功能下降。

> 考点提示
>
> 急、慢血吸虫病的临床表现

3. 虫卵致病　在组织中沉积的虫卵发育成熟后，卵内毛蚴释放的可溶性抗原经卵壳上的微孔渗到宿主组织中，引起淋巴细胞、巨噬细胞、嗜酸性粒细胞、中性粒细胞及浆细胞趋向、集聚于虫卵周围，形成虫卵肉芽肿（Ⅳ型超敏反应）。肉芽肿常出现中心坏死，称嗜酸性脓肿。不断生成的虫卵肉芽肿形成相互连接的瘢痕，引起肝硬化及肠壁纤维化等病变。因此虫卵是血吸虫病的主要致病因子。

根据感染程度、宿主免疫状态和营养情况、治疗及时与否、是否重复感染将血吸虫病分为急性、慢性和晚期三期：急性血吸虫病临床表现为发热、腹痛、腹泻、淋巴结及肝（脾）大、呼吸系统症状等；慢性血吸虫病临床症状多不明显，少数可有轻度的肝(脾)大、慢性腹泻、贫血、消瘦等；晚期血吸虫病临床上出现肝硬化、腹水、门脉高压等，多因上消化道出血及肝昏迷而死亡。

儿童和青少年如感染严重，可影响生长发育而导致侏儒症。血吸虫病有异位寄生现象，人体常见的异位损害部位在肺和脑，其次为皮肤、甲状腺、心包、肾、腰肌、两性生殖器及脊髓等组织或器官。

四、实验诊断

1. 病原学诊断　病原学诊断是确诊血吸虫病的依据，但对轻度感染者和晚期患者及经过有效防治的疫区感染人群，病原学检查常常会发生漏检。

(1) 粪便直接涂片法：此法简单，但慢性期虫卵检出率低，在晚期患者粪便中一般查不到虫卵，因此仅适用于急性期和重度感染者。

(2) 尼龙袋集卵法：此法适用于大规模普查，但应防止因尼龙袋处理不当而造成的交叉污染。

(3) 毛蚴孵化法：利用虫卵中的毛蚴在适宜条件下可破壳而出及其在水中运动具有一定的特点而设计。由于孵化法可采用全部粪便沉渣，因此发现虫卵的机会较直接涂片法大。

(4) 定量透明法：利用甘油的透明作用使粪便涂片薄膜透明，以便发现虫卵的一类方法。常用的有加藤厚涂片法和集卵定量透明法。此类方法可作虫卵计数，因此可用于测定人群的感染度和考核防治效果。

(5) 直肠镜活组织检查：对慢性特别是晚期血吸虫病患者，从粪便中查找虫卵相当困难，直肠镜活组织检查有助于发现沉积于肠黏膜内的虫卵。直肠镜活组织检查发现虫卵只能证明感染过血吸虫，至于体内是否有活虫，必须根据虫卵的死活进行判断。

2. 免疫学诊断

(1) 皮内试验：一般皮内试验与粪检虫卵阳性的符合率为90%左右，但可出现假阳性，与其他吸虫病感染有交叉反应。此法简便、快速。可用于疫区普遍筛查。

(2) 环卵沉淀试验（COPT）：通常检查100个虫卵，阳性反应虫卵数（环沉率）等于或大于5%时为阳性。此法操作简单，敏感性高，特异性强。可用于流行病学调查、疫情监测及疗效考核。

另外还有间接红细胞凝集试验、酶联免疫吸附试验、免疫酶染色试验及胶乳凝集试验等。

五、流行与防治

1. 流行　日本血吸虫病流行于亚洲的中国、菲律宾及印度尼西亚。在我国长江流域及以南的湖南、湖北、江西、安徽、江苏、云南、四川、浙江、广东、广西、上海、福建等12个省、市、自治区的370个县市流行，累计感染者达1160万人，钉螺面积为143亿平方米，受威胁人口在1亿以上。经过几十年的努力多数地区已经达到消灭和基本消灭血吸虫病的标准。但某些水位难以控制的江湖洲滩地区及环境复杂的大山区，仍有血吸虫病的流行趋势。

日本血吸虫病的传染源包括患者、带虫者和保虫宿主（牛、犬、猪、鼠、兔等）。含有血吸虫虫卵的粪便污染水源、钉螺的存在以及群众接触疫水是三个重要的环节。粪便污染水的方式与当地的农业生产方式、居民生活习惯及家畜的饲养管理有密切关系。钉螺是日本血吸虫的唯一中间宿主，孳生在水流缓慢、杂草丛生的湖沼、沟渠、河道及草滩等处。当水体中存在感染血吸虫的阳性钉螺时，便成为疫水，人因为捕捞鱼虾、耕种水田、防汛、游泳等活动接触疫水而感染血吸虫病。

2. 防治　血吸虫病的防治是一个复杂的过程，单一的防治措施很难奏效。目前我国防治血吸虫病的基本方针是“积极防治、综合措施、因时因地制宜”。即积极治疗患者、病畜和开展各种预防措施；加强粪便及水源管理，防止虫卵入水；搞好农田水利建设，改造环境，破坏钉螺孳生地，消灭钉螺，切断传播途径；流行季节注意个人防护，如穿防护靴、防护裤及涂抹防护剂等。常用的治疗药物有吡喹酮和呋喃丙胺。

本章小结

吸虫成虫多数背腹扁平、呈叶状或舌状（血吸虫除外）；有口、腹两吸盘；消化系统退化，生殖系统发达，除日本血吸虫外，均雌雄同体；生活史复杂，需一个或多个中间宿主。

华支睾吸虫，又称肝吸虫，成虫寄生于人或猫、狗等的肝胆管内虫，引起肝吸虫病。含毛蚴的虫卵随胆汁排至肠腔，又随粪便排出体外，虫卵入水后被第一中间宿主沼螺、涵螺或豆螺等吞食，毛蚴在螺体内孵出，经胞蚴、雷蚴、尾蚴各期，尾蚴自螺体逸出，再侵入第二中间宿主淡水鱼虾体内形成囊蚴，人因生食或半生食淡水鱼、虾而感染。猫、狗等为本虫的保虫宿主。重者致肝硬化。

布氏姜片吸虫简称姜片虫，是寄生人体小肠中的一种大型吸虫，可致姜片虫病。姜片虫寄生在人或猪小肠内，虫卵随粪便排出体外，在水中孵出毛蚴，侵入第一中间宿主扁卷螺，经过胞蚴、母雷蚴、子雷蚴与尾蚴各期，尾蚴从螺体逸出后，在水生植物媒介（如红菱等)表面上形成囊蚴,人因生食水生植物时吞入囊蚴而感染。姜片虫病的流行与养猪和水生植物的种植有密切关系。猪是最重要的保虫宿主。

卫氏并殖吸虫也称肺吸虫,成虫主要寄生于人、猫、狗等肺脏里,引起肺吸虫病。虫卵随排泄物排出体外,进入水中发育并孵出毛蚴。毛蚴侵入第一中间宿主川卷螺,经过胞蚴、母雷蚴、子雷蚴与尾蚴各期,尾蚴从螺体逸出后,侵入第二中间宿主溪蟹或蝲蛄体内发育为囊蚴,人因生食含有活囊蚴的溪蟹或蝲蛄而感染。童虫在人体需经移行才能到达肺脏。

日本血吸虫寄生于人或其他哺乳动物的门静脉系统中,主要寄生在肠系膜下静脉内,雌雄合抱。雌虫在肠壁小静脉内产卵,在卵的周围发生超敏反应。虫卵从肠壁溃疡中落入肠腔,随粪便排出体外在水中孵出毛蚴,侵入钉螺,经母胞蚴、子胞蚴与尾蚴各期,尾蚴从螺体逸出后,经皮肤侵入人体。随门静脉血流被运送到肝脏的虫卵,在小叶间静脉沿途引起超敏反应,致肝硬化等。感染方式与人的生活、生产方式有密切关系。

(田冬梅)

目标测试

A1 型题

1. 关于吸虫纲的叙述,下述哪项是正确的?
   A. 多呈线状　B. 有口、腹两吸盘　C. 都是雌雄同体
   D. 生活史简单　E. 不需要中间宿主
2. 关于华支睾吸虫,下述哪项最有诊断的价值?
   A. 外观似一片狭长的树叶
   B. 腹吸盘略小于口吸盘
   C. 睾丸两个呈分枝状、前后排列于虫体后 1/3 处
   D. 雌雄同体
   E. 寄生于肝胆管
3. 卫氏并殖吸虫成虫的寄生部位是
   A. 肺部　B. 小肠　C. 肝脏
   D. 肠系膜静脉　E. 泌尿生殖系统
4. 血吸虫成虫寄生部位是
   A. 小肠　B. 回肠　C. 肝胆管
   D. 肠系膜静脉　E. 皮下
5. 血吸虫引起肝、肠组织破坏主要是由于
   A. 成虫　B. 虫卵　C. 童虫
   D. 尾蚴　E. 囊蚴
6. 血吸虫卵内含有
   A. 尾蚴　B. 丝状蚴　C. 毛蚴
   D. 钩蚴　E. 卵细胞
7. 无卵盖的吸虫卵是

A. 肝吸虫卵　B. 肺吸虫卵　C. 血吸虫卵
D. 姜片虫卵　E. 以上均是

8. 肺吸虫病的主要病原检查是
A. 痰液查童虫　B. 痰液查虫卵　C. 粪便查成虫
D. 尿液查虫卵　E. 十二指肠引流液查虫卵

9. 含有姜片虫囊蚴的水生植物称为：
A. 第一中间宿主　B. 第二中间宿主　C. 保虫宿主
D. 传播媒介　E. 终宿主

10. 姜片虫是中间宿主是
A. 豆螺　B. 川卷螺　C. 扁卷螺
D. 钉螺　E. 拟钉螺

11. 姜片虫虫卵内含有
A. 毛蚴
B. 胞蚴
C. 一个卵细胞和多个卵黄细胞
D. 一个卵细胞一个卵黄细胞
E. 一个成熟卵细胞

12. 肝吸虫病流行的主要原因之一是
A. 需要温暖气候　B. 水源丰富地区　C. 饲养猫、狗等宠物
D. 居民喜欢生食鱼虾　E. 粪便污染水源

13. 诊断肝吸虫病应检查
A. 痰液　B. 血液　C. 尿液
D. 粪便　E. 肝脏穿刺液

14. 下列哪项不属于肝吸虫引起的疾病
A. 胆管炎　B. 胆囊炎　C. 胆道结石
D. 贫血　E. 肝硬化

15. 可引起阻塞性黄疸的吸虫是
A. 血吸虫　B. 肝吸虫　C. 肺吸虫
D. 姜片虫　E. 以上均不是

B1 型题

A. 虫卵　B. 丝状蚴　C. 囊蚴
D. 尾蚴　E. 杆状蚴

16. 肺吸虫的感染阶段
17. 肝吸虫的感染阶段
18. 日本血吸虫的感染阶段
19. 布氏姜片吸虫的感染阶段

第三章 绦虫纲

学习目标

1. 掌握　猪带绦虫、牛带绦虫和细粒棘球绦虫的形态结构、生活史、实验诊断。
2. 熟悉　猪带绦虫、牛带绦虫和细粒棘球绦虫的致病性、流行与防治。
3. 了解　曼氏迭宫绦虫的成虫、虫卵形态。

第一节 概 述

一、形态

1. 成虫　绦虫成虫扁平链带状，分节并左右对称，乳白色，雌雄同体。虫体分头节、颈部和链体三部分。头节：细小，呈球形、梨形或指状，上有附着吸盘或吸槽，部分绦虫有顶突和小钩，小钩大小、数目和排列方式因虫种而异；颈部：继头节之后，细而不分节，内有生发细胞，由此向后不断长出节片，构成链体；链体：由若干个节片组成，数目因虫种而异，少则3~4个节片，多则达数千个，根据其内部生殖器官的发育程度，分为幼节、成节和孕节。

(1) 幼节：又称未成熟节片，较小，继颈部之后，节片内生殖器官尚未发育成熟。

(2) 成节：又称成熟节片，较大，继幼节之后，节片内有成熟的雌、雄性生殖器官。

雌性生殖器官有分叶状的卵巢，位于节片后端腹侧。由卵巢发出输卵管，与受精囊连接，通入卵模。卵模外包绕梅氏腺，前接盲管状或菊花状的子宫。阴道在输卵管下方，一端膨大成受精囊，另一端开口于生殖腔。卵黄腺呈块状或滤泡状，由卵黄腺管通入卵模。雄性生殖器官有滤泡状的睾丸，数个到数百个，分布在节片两侧背面。每1个睾丸发出1支输出管，汇成输精管进入阴囊，开口于生殖腔，由生殖孔与外界相通。

(3) 孕节：又称妊娠节片，最大，继成节之后，内含充满虫卵的子宫，成熟的绦虫孕节内仅有子宫。

2. 虫卵　多数呈球形，卵壳很薄，自孕节排出时卵壳多已经破裂，内有较厚的棕黄色胚膜，上有放射状条纹，卵内含有1个六钩蚴。少数绦虫卵有卵膜，卵内有1个卵细胞和多个卵黄细胞。

二、生活史

成虫寄生于终宿主肠腔内，虫卵随粪便排出体外，被中间宿主吞食后，卵内六钩蚴孵出，侵入肠壁血管，随血流进入组织内发育为囊性幼虫，若被终宿主误食，可在小肠内发育为成虫。

目前,对人体有致病性的绦虫主要有链状带绦虫、肥胖带吻绦虫、细粒棘球绦虫和曼氏迭宫绦虫、微小膜壳绦虫等。

第二节 链状带绦虫

病例

某男,45岁。2005年因左眼视力下降并感头痛,走路不稳,时有踩空感,颅脑MRI检查发现脑内多发高密度大小不等病灶,怀疑脑转移瘤而收治入院。入院检查左眼视网膜下见活动的囊虫头节,囊虫酶联免疫吸附试验阳性。无食米猪肉史,其妻子1年来反复腹疼,大便中常排出白色节片,家庭中有用新鲜粪便给菜园施肥的习惯。

请问:1. 该患者可能感染什么寄生虫?

2. 如何检查和预防呢?

链状带绦虫又称猪带绦虫,成虫寄生于人体小肠内,引起猪带绦虫病。幼虫寄生于人或猪的组织内,引起猪囊尾蚴病。

一、形态

1. 成虫 乳白色,扁长如带,较薄,略透明,体长2~4m。头节近似球形,直径1mm,有4个吸盘和顶突,顶突上有小钩25~50个,排列成内外两圈。颈部纤细,直径仅约头节一半。

链体有700~1000个节片,幼节短而宽,成节近正方形,孕节则为长方形。成节内有雌雄生殖器官各一套,睾丸150~200个,输精管向一侧横走;阴道在输精管后方,卵巢在节片后1/3处分为三叶,除左右两叶外,在子宫与阴道之间另有一中央小叶,卵黄腺位于卵巢之后。孕节内的子宫向两侧分支,每侧7~13支,每一支又继续分支,呈不规则的树枝状。每一孕节中约含4万个虫卵。

2. 虫卵 呈球形或近似球形,直径31~43μm。卵壳很薄,多已脱落,内为胚膜,棕黄色,较厚,其上有放射状条纹,内含有3对小钩的球形六钩蚴。

3. 囊尾蚴 黄豆大小、乳白色半透明的囊状物,大小约9mm×5mm,囊内充满透明囊液。囊壁有两层,外为皮层,内为间质层,间质层有一处向囊内增厚并翻卷收缩形成头节。其形态结构和成虫一样(图3-1)。

二、生活史

人是猪带绦虫的终宿主又是中间宿主;猪和野猪是主要的中间宿主。

1. 中间宿主体内的发育 当虫卵或孕节被中间宿主吞食,经消化液作用,虫卵胚膜破裂,六钩蚴逸出,借其小钩和分泌物作用,钻入肠壁下血管,随血流至全身各处,约经10周发育为猪囊尾蚴。猪囊尾蚴多见寄生在股内侧肌肉,偶见深腰肌、肩胛肌以及脑、眼等组织处。囊尾蚴寿命可达数年。被囊尾

考点提示

人是猪带绦虫的终宿主又是中间宿主,可以引起猪带绦虫病和猪囊尾蚴病

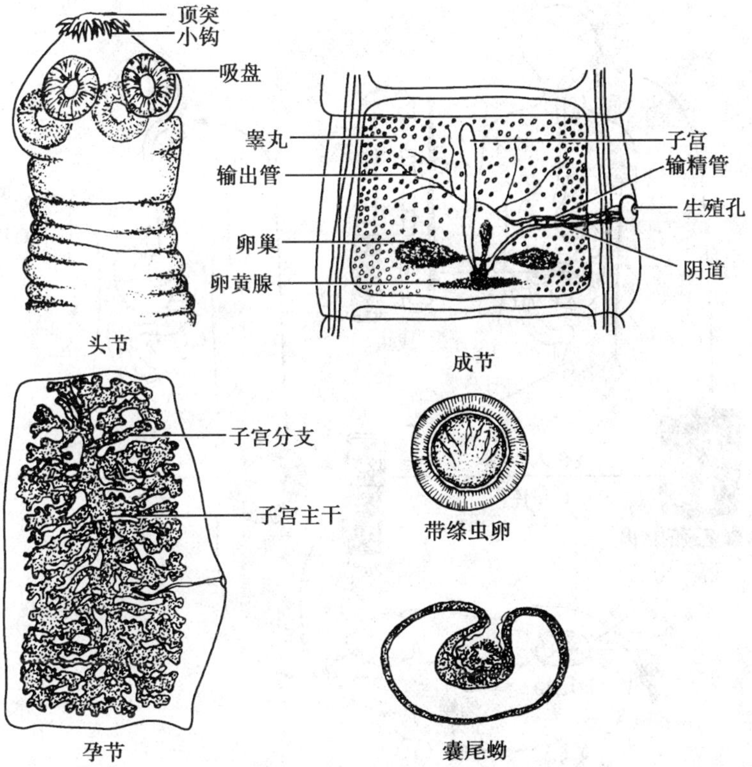

图 3-1 猪带绦虫各期形态

蚴寄生的猪肉俗称为"米猪肉"或"豆猪肉"。值得注意是若人误食虫卵或孕节，在人体只发育成囊尾蚴，不能继续发育为成虫。人体感染虫卵的方式有三种：①自体内感染；②自体外感染；③异体感染。

2. 终宿主体内的发育　当人误食生的或未煮熟的含囊尾蚴的猪肉后，囊尾蚴在小肠受胆汁刺激而翻出头节，附着于肠壁，经 2~3 个月发育为成虫并排出孕节和虫卵。成虫在人体内寿命可达 25 年以上(图 3-2)。

三、致病

1. 成虫　寄生人体小肠，多为 1 条，一般无明显临床表现。但由于虫体夺取营养及损伤作用，患者可出现腹痛、腹泻或便秘、恶心、乏力、消瘦、贫血及头痛、头晕、失眠等消化系统和神经系统症状。

2. 囊尾蚴　囊尾蚴病是严重危害人体的寄生虫病之一，俗称囊虫病，危害程度因囊尾蚴寄生部位和数量而不同。

寄生于人体的囊尾蚴可由 1 个至数万个，寄生部位很广，主要引起脑囊尾蚴病、眼囊尾蚴病、皮下囊尾蚴病等。

四、实验诊断

1. 病原学诊断

(1) 查成虫：对可疑患者应粪便检查头节和孕节，必要时可试验性驱虫；将检获的头节或

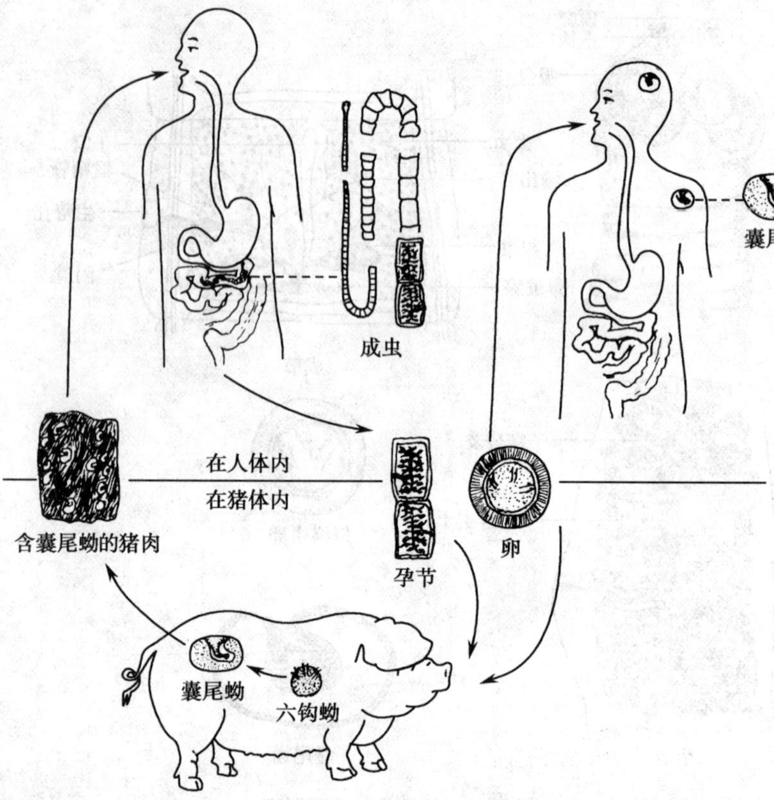

图 3-2 猪带绦虫生活史

孕节进行压片后，观察头节上的吸盘和顶突小钩、孕节的子宫分支情况及数目即可确诊，并与牛带绦虫相鉴别。

(2) 查囊尾蚴：手术摘除皮下囊尾蚴结节或深部组织结节后压片检查头节。

2. 免疫学诊断：常用间接红细胞凝集试验，酶联免疫吸附试验，斑点酶联免疫吸附试验等。

五、流行与防治

1. 流行 呈世界性分布，国内27个省、市有报道，主要分布在云南、黑龙江、吉林、山东、河北、河南等地。流行主要和猪饲养不善，猪感染囊尾蚴和人食肉的习惯或方法不当有关，如白族的“生皮”、傣族的“剁生”、哈尼族的“噢嚅”，均系用生猪肉制作。另外，西南地区的“生片火锅”，云南的“过桥米线”，福建的“沙茶面”等，都是将生肉片在热汤中稍烫后食用。切生、熟肉均使用同一刀、砧板，也造成交叉污染。

2. 防治 注意个人卫生，革除不良饮食习惯；积极治疗患者、带虫者；加强肉品的卫生检查，严禁“米猪肉”的销售，建圈养猪、粪便无害化处理以免污染水源；切生熟肉刀和砧板要分开。治疗可用中药槟榔和南瓜子合剂，西药吡喹酮、丙硫咪唑等均有较好驱虫效果。

第三节 肥胖带吻绦虫

肥胖带吻绦虫又称牛带绦虫，成虫寄生于人体小肠，引起牛带绦虫病。外形和生活史与猪带绦虫很相似。但虫体大小和结构有差异,二者区别见表3-1。

表3-1 猪带绦虫和牛带绦虫区别

主要区别	猪带绦虫	牛带绦虫
虫体长度	2~4m	4~8m
节片	700~1000节 较薄、	1000~2000节,较厚、
透明	略透明	透明
头节	球形,直径约1mm,有顶突和2圈小钩	略呈方形,直径1.5~2.0mm,无顶突及小钩
成节	卵巢分为3叶,即左右两叶和中央小叶	卵巢分2叶,子宫前端常可见短小的分支
孕节	子宫分支不整齐,每侧为7~13支	子宫分支较整齐,每侧约15~30支,支端多有分叉
囊尾蚴	头节具顶突和小钩,可寄生人体引起囊尾蚴病	头节无顶突及小钩,不寄生于人体
终宿主	人	人
中间宿主	人、猪	牛
所致疾病	猪带绦虫病、猪囊尾蚴病	牛带绦虫病
实验诊断	粪便检查孕节或虫卵;组织囊尾蚴活检	粪便检查孕节或虫卵
预防	粪便无害化处理、注意饮食卫生、加强肉类检查、禁止出售米猪肉	不吃生牛肉或不熟的肉、加强肉类检查,禁止出售含囊尾蚴的牛肉
治疗	常用槟榔、南瓜子合剂疗法,其他还有吡喹酮、丙硫咪唑等	同左

第四节 细粒棘球绦虫

病例

牧民,男,42岁,自2010年出现上腹部疼痛,饭后加重。2012年因 腹痛、黄疸、寒战高热1个多月 入院,按肝炎、胆囊炎治疗无效果,持续高热,全身不适,卧床,纳差、消瘦、皮肤、巩膜黄染,肝肋下4cm,压痛明显。初步怀疑是棘球蚴病,于2013年1月剖腹探查,发现肝顶部实质2cm下有20cm直径的囊肿,手术切除证实为肝棘球蚴合并感染,术后体温很快下降,康复出院。家族史:其兄弟因棘球蚴做过两次手术。

请问:1. 本病是如何感染上的?

2. 结合生活实际谈谈如何预防此类疾病?

细粒棘球绦虫又称包生绦虫,成虫寄生于犬科动物小肠,幼虫(称棘球蚴或包虫)寄生于人和食草动物组织内,引起棘球蚴病。

一、形态

1. 成虫 绦虫中体型最小的,体长2~7mm,头颈节、幼节、成节和孕节各一节。头节略呈梨形,有顶突和4个吸盘。顶突伸缩力很强,上有两圈小钩28~48个,呈放射状排列。各节片均为扁长形,生殖孔位于节片一侧中部,子宫呈不规则的分支和侧囊,含200~800个虫卵。

2. 棘球蚴 为圆形囊状体，直径从一厘米至数十厘米。囊壁分两层，外层为角皮层，厚约 1mm，乳白色、半透明，易破裂。内层为生发层亦称胚层，厚约 20μm，具有细胞核，生发层紧贴在角皮层内，并向囊内长出原头蚴和育囊。原头蚴椭圆形或圆形，大小为 170μm × 122μm，为向内翻卷收缩的头节。育囊亦称生发囊，是具有一层生发层的小囊，直径约 1cm，由生发层的有核细胞发育而来，在小囊壁上生成数量不等的原头蚴，多者可达 30~40 个。囊腔内充满无色透明或淡黄色囊液，对人体有抗原性。原头蚴可向育囊内生长，形成原头蚴、生发囊、子囊、孙囊及孙孙囊并脱落悬浮在囊液中，称为棘球蚴砂（图 3-3）。

> **考点提示**
> 棘球蚴砂的临床意义

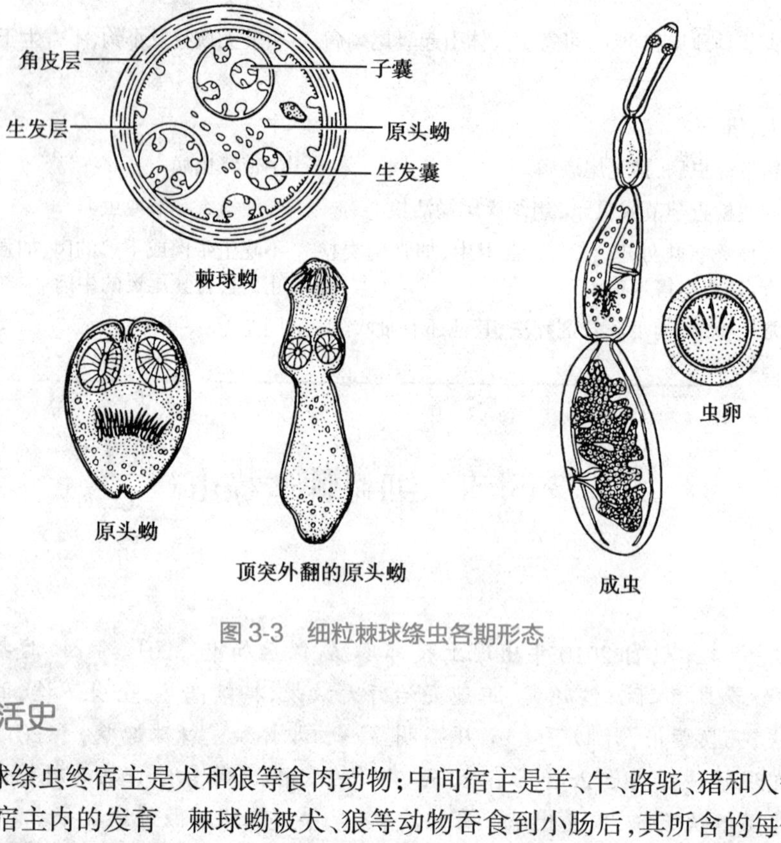

图 3-3 细粒棘球绦虫各期形态

二、生活史

细粒棘球绦虫终宿主是犬和狼等食肉动物；中间宿主是羊、牛、骆驼、猪和人等。

1. 在终宿主内的发育 棘球蚴被犬、狼等动物吞食到小肠后，其所含的每个原头蚴都可发育为一条成虫。故犬、狼肠内寄生的成虫可达数千至上万条。从感染至发育成熟并排出虫卵和孕节约需 8 周时间。大多数成虫寿命 5~6 个月。

2. 在中间宿主内的发育 当中间宿主吞食了虫卵和孕节后，六钩蚴在其肠内孵出，钻入肠壁，经血流至肝、肺等器官，经 3~5 个月发育成直径为 1~3cm 的棘球蚴。随棘球蚴大小和发育程度不同，囊内原头蚴可由数千至数万，甚至数百万个。原头蚴在中间宿主体内播散可形成新的棘球蚴，寿命可达 40 年余久（图 3-4）。

三、致病

棘球蚴对人体的危害以机械损害为主，严重程度取决于棘球蚴体积、数量、寄生时间和部位；如棘球蚴液溢出可引起严重过敏性反应。常见症状有：

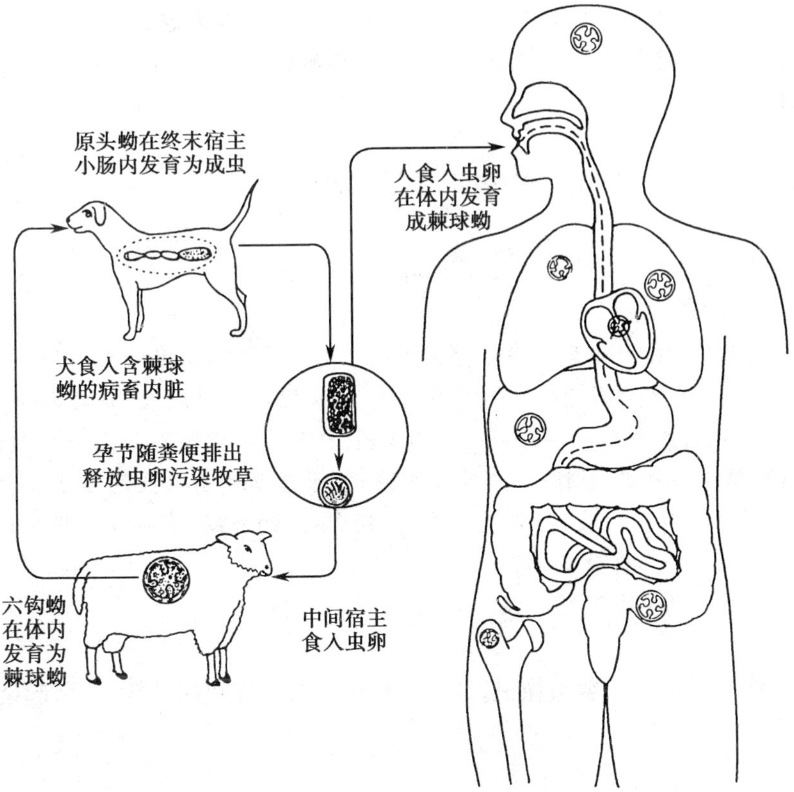

图 3-4 细粒棘球绦虫生活史

1. 局部压迫和刺激症状 寄生于肝有肝区疼痛；寄生于肺出现呼吸急促、胸痛；寄生于颅脑则引起头痛、呕吐、癫痫；骨棘球蚴常发生于骨盆、椎体的中心和长骨的干骺端，破坏骨质，造成骨折或骨碎裂。

2. 包块 位置表浅的棘球蚴可在体表形成包块，触之坚韧，压之有弹性，叩诊时可有棘球蚴震颤。

3. 过敏症状 常有荨麻疹、血管神经性水肿和过敏性休克等。

4. 中毒和胃肠功能紊乱 如食欲减退、体重减轻、消瘦、发育障碍和恶病质等。

四、实验诊断

1. 病原学诊断 手术取出棘球蚴或从痰、胸膜积液、腹水或尿等检获棘球蚴碎片或原头蚴等可确诊。

2. 免疫学诊断 常用卡松尼皮内试验，阳性率 78.6%~100%。其他还有酶联免疫吸附试验、对流免疫电泳和间接血凝试验，均较敏感。

五、流行与防治

1. 流行 棘球蚴病呈世界性分布，我国主要分布在西北农牧地区。牧民养犬，用病畜内脏喂犬，病犬粪便排卵量大严重污染环境，虫卵抵抗能力强（对低温、干燥及化学药品有很强抵抗力，在 2℃水中能活 2.5 年，在冰中可活 4 个月）等均是本病流行的主要因素。

2. 防治 棘球蚴病是我国法定传染病，应加强宣传，普及棘球蚴病知识，提高防病意识，杜绝虫卵感染。根除病畜内脏喂犬和乱抛的陋习。定期为家犬、牧犬驱虫，捕杀牧场周围野生食肉动物。治疗首选手术摘除，对早期较小棘球蚴，使用丙硫咪唑、吡喹酮和甲苯咪唑等药物治疗。

第五节 曼氏迭宫绦虫

病例

患女，52岁，因右侧乳房包块3个月入院。检查：右侧乳腺外上象限有一包块，大小约3cm×3cm，质硬、界限不清，压痛不明显，腋窝淋巴结未肿大，疑诊断为“乳腺癌”。行病理活检见以白色虫体长约10cm，宽0.4cm，自包块附近蜿蜒而出。鉴定为裂头蚴，病理诊断为“寄生虫性肉芽肿”。追问病史发现，患者7年前按民间方法吞食生青蛙治疗关节炎。近年来背、腰、腹、颈等处常有转移性不定的硬结，有时伴有瘙痒。

请问：1. 本病是怎样感染的？

2. 本病的主要预防方法是什么？

曼氏迭宫绦虫又称孟氏裂头绦虫，其幼虫裂头蚴对人体致病性较大，引起裂头蚴病。

一、形态

1. 成虫　长60~100cm，宽0.5~0.6cm。头节细小，并指状，其背、腹面各有一条纵行的吸槽。颈部细长，链体节片约1000个，宽均大于长。成节和孕节结构相似，均有发育成熟的雌雄性生殖器官。肉眼可见到每个节片中部凸起一重迭盘曲的子宫。

2. 虫卵　似吸虫卵，椭圆形，两端稍尖，呈浅灰褐色，卵壳较薄，大小为(52~76)μm×(31~44)μm，一端有卵盖，卵内有一卵细胞和若干卵黄细胞。

3. 裂头蚴　长带状，白色，约300mm×0.7mm，头端膨大，中央有一明显凹陷，与成虫头节略相似；体不分节但具有不规则横皱褶，后端多呈钝圆形，活时伸缩能力很强。

二、生活史

成虫寄生于猫和犬等终宿主小肠内。卵随粪便排出体外，在适宜的水温下，经3~5周发育成钩球蚴，当钩球蚴被第一中间宿主剑水蚤吞食后，脱去纤毛，钻入肠壁下血管发育成原尾蚴。带有原尾蚴的剑水蚤被第二中间宿主蝌蚪吞食后，逐渐发育成裂头蚴。裂头蚴具有很强的收缩和移动能力，常迁移至蛙大腿或小腿肌肉中寄居。当受染的蛙被蛇、鸟类或猪等非正常宿主吞食后，裂头蚴不能在其肠中发育为成虫，而是穿出肠壁，移居到腹腔、肌肉或皮下等处继续生存，蛇、鸟、兽即成为其转续宿主。猫、犬等终宿主吞食了带有裂头蚴的第二中间宿主蛙或转续宿主后，裂头蚴逐渐在其肠内发育为成虫。人既是中间宿主又是终宿主，成虫在人体大约3年左右(图3-5)。

三、致病

裂头蚴寄生于人体引起曼氏裂头蚴病，其严重程度因裂头蚴移行和寄居部位不同而异。主要引起眼裂头蚴病、皮下裂头蚴病、口腔颌面部裂头蚴病、脑裂头蚴病和内脏裂头蚴病。

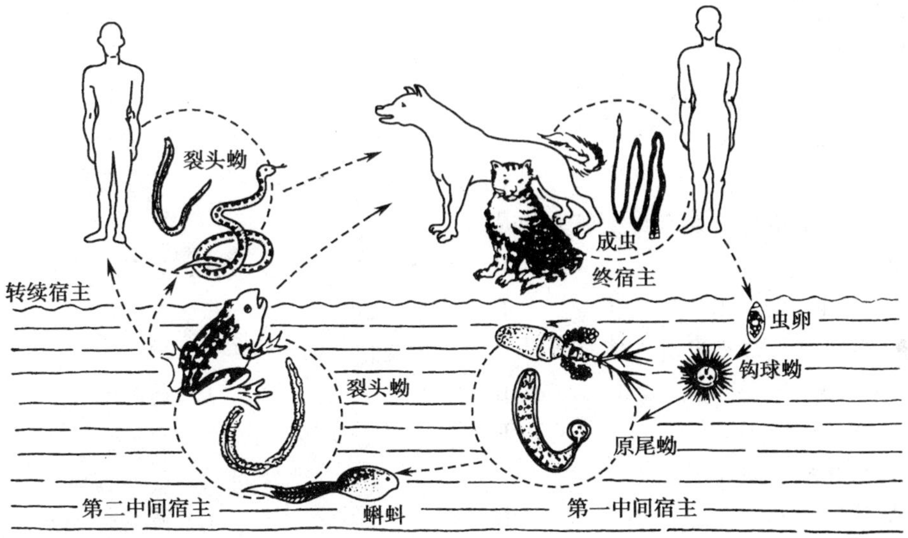

图 3-5 曼氏迭宫绦虫生活史

四、实验诊断

成虫感染可用粪检虫卵或孕节进行确诊。裂头蚴病主要是组织活检虫体或动物感染实验，用裂头蚴抗原可以免疫辅助诊断。

五、流行与防治

曼氏迭宫绦虫分布很广，但成虫感染并不多见，人体感染裂头蚴主要是民间用生蛙肉敷贴伤口或脓肿来治疗疮疖和疼痛等陋习引起的，所以要加强宣传教育，不用蛙肉敷贴，不食生的或未煮熟的肉类，不饮生水以防感染。成虫感染可用吡喹酮、丙硫咪唑等药驱除。裂头蚴主要靠手术摘除，也可用 40% 酒精奴佛卡因 2~4ml 局部杀虫。

考点提示

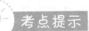

人体感染裂头蚴主要是生吃蛙或生蛙肉敷贴伤口引起

本章小结

绦虫成虫呈链带状，背腹扁平，分头节、颈节和链体三部分，其中链体又分为幼节、成节和孕节。猪带绦虫的头节呈圆球形，有四个吸盘、顶突和小钩；牛带绦虫的头节呈方形，只有四个吸盘。绦虫颈部有很强的生发能力。幼虫多为乳白色、半透明的囊状体，黄豆大小，囊内充满囊液和头节。绦虫的生活史包括在终宿主和中间宿主的两个发育阶段，包括虫卵、幼虫和成虫三个阶段，其中幼虫对人的危害作用最大。实验检查可以通过粪便检查虫卵或孕节，也可以通过组织活检幼虫进行确诊。

（韩冬霞）

目标测试

A1 型题

1. 关于绦虫形态结构特征的错误描述是
   A. 乳白色、带状　B. 背腹扁平　C. 无消化道
   D. 雌雄异体　E. 分节、左右对称
2. 绦虫成虫结构中具有再生能力的是
   A. 头节　B. 幼节　C. 颈节
   D. 成节　E. 孕节
3. 猪肉绦虫生活史中对人体危害最大的阶段是
   A. 成虫　B. 虫卵　C. 囊尾蚴
   D. 六钩蚴　E. 孕节
4. 细粒棘绦虫的终宿主是
   A. 狗　B. 人　C. 猫
   D. 羊　E. 家禽
5. 人患棘球蚴病最常见的器官是
   A. 心　B. 肺　C. 脑
   D. 肝　E. 脾

第三篇　医 学 原 虫

第四章　原 虫 概 述

学习目标

1. 掌握　医学原虫的形态特点。
2. 熟悉　医学原虫的概念、生活史特点及致病特点。

一、医学原虫

原虫是能独立完成生命活动中全部生理功能的单细胞真核生物。种类繁多,分布广泛。寄生在人体管腔、体液、组织或细胞内的原虫称为医学原虫。

二、形态特点

原虫的结构符合单个动物细胞的基本构造,由细胞膜、细胞质和细胞核组成。

1. 细胞膜　包在虫体表面,使虫体保持一定的形状。参与原虫营养、排泄、运动、侵袭,以及逃避宿主免疫效应等生物学功能,具有很强的抗原性。

2. 细胞质　主要由基质、细胞器和内含物组成。大多数原虫有内、外质两部分。外质透明,呈凝胶状,具有运动、摄食、营养、排泄和保护等功能;内质为溶胶状,含各种细胞器和内含物,也是细胞核所在处,是细胞代谢和营养存储的主要场所。原虫细胞质内有时可见多种内含物,如食物泡、糖原和拟染色体(营养储存小体)以及虫体代谢产物(如疟色素)等,特殊的内含物也可作为虫种的鉴别标志。

3. 细胞核　由核膜、核质、核仁和染色质组成。寄生的原虫多数为泡状核,染色质少而呈颗粒状,分布于核质或核膜内缘,只含1个核仁,如溶组织内阿米巴的细胞核。少数纤毛虫为实质核,核大而不规则,染色质丰富,常具1个以上核仁,如纤毛虫的细胞核。

三、生活史特点

原虫的生活史一般含有结构和活力都不同的几个阶段或时期。滋养体是大多数原虫的活动、摄食和增殖阶段,寄生的原虫中该阶段通常与致病作用有关。在鞭毛虫中,无鞭毛体、前鞭毛体以及刚地弓形虫的速殖子和缓殖子都归属滋养体阶段。在顶复门原虫中,还有裂

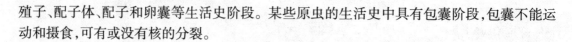

殖子、配子体、配子和卵囊等生活史阶段。某些原虫的生活史中具有包囊阶段,包囊不能运动和摄食,可有或没有核的分裂。

四、生理特点

1. 运动　是原虫滋养体期的特点之一,运动主要由运动细胞器完成,其运动方式主要取决于其所具有的运动细胞器的类型,包括伪足运动、鞭毛运动和纤毛运动。无明显运动细胞器的原虫则以扭动或滑行的方式进行运动。

2. 生殖　原虫的主要生殖方式包括无性生殖和有性生殖两种。

(1) 无性生殖:包括二分裂,多分裂和出芽生殖。二分裂最常见,细胞核先一分为二,然后细胞质再分裂,最后形成两个独立的虫体,如阴道毛滴虫;多分裂是细胞核首先进行多次分裂后细胞质再分裂,使一个虫体一次增殖为多个子体。如疟原虫红细胞内期和红细胞外期的裂体增殖;出芽生殖是母体先经过不均等的细胞分裂,产生1个或多个芽状物,再分化发育成新的个体,如刚地弓形虫。

(2) 有性生殖:原虫的有性生殖包括接合生殖和配子生殖。接合生殖是同种原虫,两个虫体在胞口处互相连接,接合处胞膜消失,互相交换部分核物质后分开,继续进行二分裂形成新的个体,如纤毛虫;配子生殖是雌、雄配子体接合后形成合子,然后形成卵囊,传染性的子孢子在卵囊内形成,如疟原虫在蚊体内配子生殖。

有些原虫的生活史具有世代交替现象,即无性生殖和有性生殖两种方式交替进行,如疟原虫在人体内行无性生殖,而在蚊体内行有性生殖。

五、致病特点

寄生原虫的致病作用与虫种、株系、寄生部位及宿主的抵抗力有关。

1. 宿主抵抗力　宿主本身对原虫所具有的抵抗力,主要涉及三个方面,即非特异因素、细胞免疫和体液免疫。

2. 原虫致病机制　宿主感染原虫后所产生的免疫应答,一方面表现为对再感染的抵抗力,另一方面可诱导宿主产生有害的超敏反应,引起组织损伤和免疫病理变化。虫体产生的毒性产物及机械损伤也可能是其致病机制。

六、分类

根据原虫运动细胞器的有无,可分为四个纲。

1. 鞭毛虫纲　以鞭毛为运动细胞器,如阴道毛滴虫。
2. 叶足虫纲　以伪足为运动细胞器,如溶组织内阿米巴。
3. 孢子虫纲　无明显运动细胞器,如疟原虫。
4. 纤毛虫纲　以纤毛为运动细胞器,如结肠小袋纤毛虫。

本章小结

原虫是能独立完成生命活动中全部生理功能的单细胞真核生物。种类繁多,分布广泛。寄生在人体管腔、体液、组织或细胞内的原虫称为医学原虫。原虫的结构符合单个动物细胞的基本构造,由细胞膜、细胞质和细胞核组成。原虫的生活史一般含有滋养体和包囊。滋养体是大多数原虫的活动、摄食和增殖阶段，寄生的原虫中该阶段通常与致病作用有关。包囊不能运动和摄食，包囊阶段可有或没有核的分裂。原虫根据细胞器的有无分为鞭毛虫纲、叶足虫纲、孢子虫纲、纤毛虫纲。

（杨　实）

第五章　鞭 毛 虫 纲

学习目标

1. 掌握　阴道毛滴虫、蓝氏贾第鞭毛虫、杜氏利什曼原虫的形态、生活史、实验诊断方法、流行。
2. 熟悉　阴道毛滴虫、蓝氏贾第鞭毛虫、杜氏利什曼原虫的致病性及防治。
3. 了解　人毛滴虫、口腔毛滴虫的特征。

鞭毛虫是以鞭毛为运动胞器的原生动物。如阴道毛滴虫、蓝氏贾第鞭毛虫、锥虫、杜氏利什曼原虫等。多数胞膜坚韧，能维持一定体形。以鞭毛进行运动，鞭毛1到多根。分布广，生活方式多种多样。主要寄生在宿主的消化道、泌尿道、血液及阴道，以二分裂方式繁殖。

第一节　阴道毛滴虫

病例

张某，女，22岁。不洁性交后白带量多，色黄，伴外阴、阴道瘙痒如蚁行感，伴尿频、尿急、尿痛。查体：外阴、阴道潮红，阴道分泌物多，呈灰黄色泡沫状，带腥臭味。检查白带发现滴虫，诊为滴虫性阴道炎。

请问：1. 阴道毛滴虫常见的感染方式有哪些？

2. 阴道毛滴虫病典型的白带特点是什么？

3. 阴道毛滴虫门诊和普查的常规检查方法是什么？

阴道毛滴虫又称阴道滴虫，主要寄生于女性阴道和尿道及男性尿道、前列腺内，引起滴虫性阴道炎和尿道炎及前列腺炎，是以性接触传播为主的一种传染病。

一、形态

阴道毛滴虫的生活史中仅有滋养体阶段。活体呈无色透明或微呈蓝绿色，似水滴样，有折光性，体态多变，活动力强。经过瑞氏或姬氏染色后，呈梨形，大小(7~32)μm×(10~15)μm，前端有1个泡状核，核上缘有毛基体，由此发出5根鞭毛，其中4根前鞭毛和1根后鞭毛。1根轴柱，纤细透明，纵贯虫体，自后端伸出体外。体外侧前1/2处，有1波动膜，其外缘与向后延伸的后鞭毛相连。虫体借助鞭毛摆动，以波动膜的波动作旋转式运动(图5-1)。

二、生活史

阴道毛滴虫生活史简单，仅有滋养体期。滋养体主要寄生于女性阴道，尤以后穹隆多见，偶可侵入尿道。男性感染者一般寄生于尿道、前列腺，也可侵犯睾丸、附睾及包皮下组织。虫体二分裂法繁殖。滋养体是繁殖阶段，也是感染和致病阶段。通过直接或间接接触方式在人群中传播。

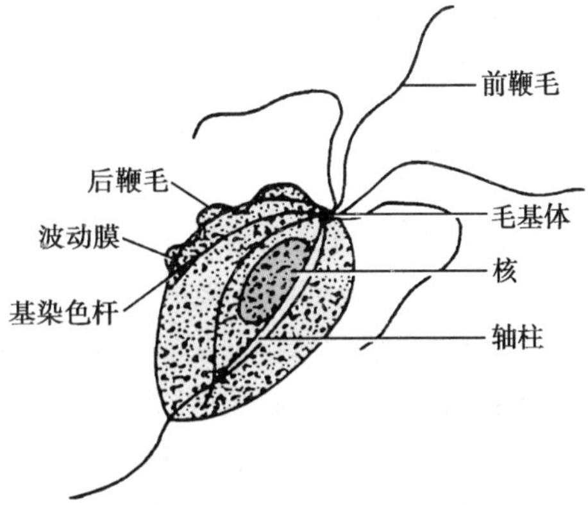

图 5-1 阴道毛滴虫

三、致病

阴道毛滴虫感染人体后的致病力与虫株及宿主生理状况、免疫功能、内分泌以及阴道内细菌或真菌感染关系密切，特别是女性在妊娠及泌尿生殖系统生理失调时更易出现炎症。最适宜于毛滴虫生长的 pH 是 5.5~6.0，如 pH 为 5 以下或 7.5 以上则阴道毛滴虫的生长会受到抑制。正常妇女阴道因乳酸杆菌的存在，酵解阴道上皮细胞的糖原，产生乳酸，使阴道 pH 维持在 3.8~4.4 之间，可抑制其他细菌生长，不利于滴虫生长，称为阴道的自净作用。如果阴道内环境发生改变，如月经期、哺乳期、妊娠期或妇科炎症，阴道内酸碱度接近中性，有利于阴道毛滴虫的生长繁殖。而滴虫在阴道中消耗糖原，妨碍乳酸杆菌的酵解作用，影响乳酸浓度，从而使阴道 pH 转为中性或碱性，虫体得以大量繁殖，引起滴虫性阴道炎。

考点提示

阴道毛滴虫生活史中仅有滋养体期，滋养体既是感染阶段，又是致病阶段

滴虫性阴道炎多数病例无症状，部分女性常见症状为外阴瘙痒、白带增多变黄绿色，以泡沫状白带最典型。严重时外阴部灼热、刺痛感。尿道感染时表现为尿频、尿急、尿痛、血尿等症状。男性感染者还可引起膀胱炎、前庭大腺炎，多呈带虫状态，常使配偶重复感染。

考点提示

阴道毛滴虫病泡沫状白带最典型

四、实验诊断

1. 病原学诊断

(1) 生理盐水涂片法：取阴道后穹隆分泌物、尿液沉淀物、前列腺分泌物作为标本。将标本涂在载玻片上，再加 1 滴生理盐水后加盖玻片，高倍镜检，可见原虫鞭毛、波动膜活动。在生理盐水中加 5% 的中性红，滴虫不死亡、不着色，而周围形成粉红色，对白色的原虫易于认出。直接镜检法检出率高，是门诊和普查的常规检查方法。

(2) 涂片染色法：将分泌物涂在玻片上，待自然干燥后可用不同染液染色，如革兰染色，瑞氏染色，吉姆萨染色，可看到滴虫的典型结构。

(3) 培养法：将阴道分泌物或尿道分泌物加入培养基内，置 37℃温箱中培养 48 小时，取培养混匀液涂片，染色镜检。此法检出率高，但操作复杂，用于疑难病例的确诊和疗效考核。

2. 免疫学诊断　检测阴道毛滴虫特定的抗原，常用的免疫学方法有荧光抗体检查法，

酶联免疫吸附试验（ELISA）法，胶乳凝集法等，阳性率较涂片法高，但临床一般不采用免疫学方法检查。

五、流行与防治

1. 流行　阴道毛滴虫呈世界性分布，在我国流行也很广泛。各地感染率不一，以育龄期妇女感染率最高。传染源是滴虫患者和带虫者，主要通过性接触直接传染，也可通过公共浴池、游泳池、坐式马桶等间接传播。阴道毛滴虫对外界环境有一定的抵抗力，在半干燥状态下，能生活12~20小时。在马桶座板上可存活30分钟以上，在普通肥皂水中可存活45~150分钟，在湿毛巾、衣裤中可存活23小时，2~3℃水中可存活65小时，在40℃水中能存活102小时，若不注意预防，易互相传播。

2. 防治　开展普查普治，及时治疗患者及带虫者。夫妻双方或性伴侣同时治疗方可根治。加强卫生宣传教育，改善公共设施，提倡淋浴、蹲厕，不使用公共浴具和游泳衣裤，严格消毒、灭菌制度防止交叉感染，注意个人卫生及经期卫生。临床常用药物为甲硝唑，近年采用替硝唑单剂量顿服效果好，不良反应少。局部治疗可用1∶5000高锰酸钾、1%乳酸或0.5%醋酸冲洗阴道。

第二节　蓝氏贾第鞭毛虫

病例

患者，李某，男性，28岁，爱好旅游，因为腹泻7天，每日超过3~4次，伴发热、腹痛、恶心、全身不适。自服盐酸小檗碱片和诺氟沙星胶囊症状不缓解。经粪便检查诊断为贾第鞭毛虫病。

请问：1. 蓝氏贾第鞭毛虫的感染方式是什么？

2. 蓝氏贾第鞭毛虫常见的检查方法有哪些？

蓝氏贾第鞭毛虫简称贾第虫。寄生人体小肠、胆囊，主要在十二指肠，可引起腹痛、腹泻和吸收不良等症状，所致疾病称为贾第虫病，是人体肠道感染的常见寄生虫之一。蓝氏贾第鞭毛虫分布于世界各地。近年来由于旅游事业的发展，在旅游者中发病率较高，故又称“旅游者腹泻”。

一、形态

蓝氏贾第鞭毛虫生活史中有滋养体和包囊两个发育阶段。

1. 滋养体　呈半个的倒置梨形，长9~21μm，宽5~15μm，厚2~4μm。两侧对称，背面隆起，腹面扁平，腹面前半部向内凹陷成吸盘状陷窝，借此吸附在宿主肠黏膜上。虫体有4对鞭毛，按其位置分别为前侧鞭毛、后侧鞭毛、腹鞭毛和尾鞭毛各1对，依靠鞭毛的摆动而活泼运动。经铁苏木素染色后可见有1对并列在吸盘状陷窝的底部卵形的泡状细胞核，无核仁。有轴柱1对，纵贯虫体中部，连接尾鞭毛，不伸出体外，将虫体分为均等两半。在轴柱的中部有1对半月形的中体。滋养体无胞口，胞质内也无食物泡，以渗透方式从体表吸收营养物质（图5-2）。

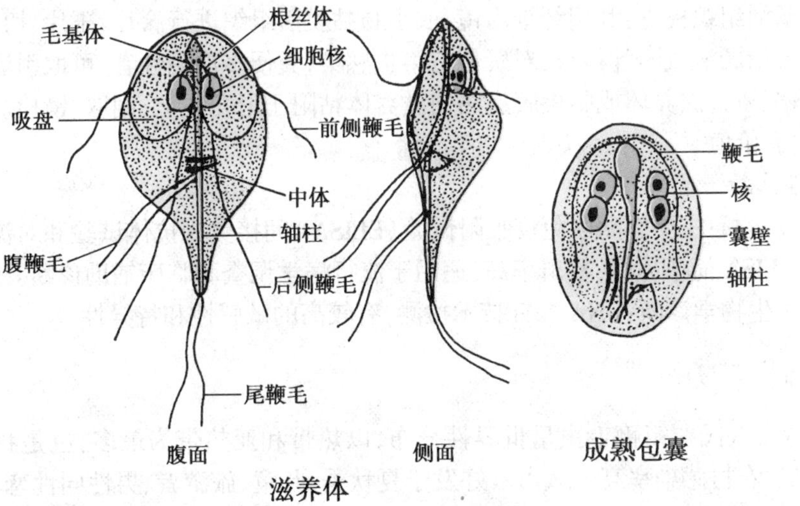

图 5-2 蓝氏贾第鞭毛虫

2. 包囊　为椭圆形，囊壁较厚，大小为(8~14)μm×(7~10)μm。在新鲜标本中包囊无色透明，内部结构不清。碘液染色后呈棕黄色，囊壁与虫体之间有明显的空隙，未成熟的包囊有 2 个核，成熟的包囊具 4 个核，常偏于一端。囊内可见到鞭毛、丝状物、轴柱等构造(图 5-2)。

二、生活史

成熟的四核包囊是感染阶段，包囊随污染的食物和饮水进入人体，在十二指肠内脱囊形成 2 个滋养体。滋养体主要寄生在人的十二指肠内，有时也可寄生在胆囊内，借吸盘状陷窝吸附肠壁，以二分裂法增殖。若滋养体落入肠腔，随食物到达回肠下段或结肠后，由于环境改变，分泌囊壁形成包囊，随粪便排出体外。一般在正常粪便中只能找到包囊。滋养体则可在腹泻者粪便中发现，包囊在外界抵抗力较强，是传染阶段。

> **考点提示**
> 蓝氏贾第鞭毛虫感染阶段为成熟的四核包囊

三、致病

人体感染贾第虫后，多数为无临床症状的带虫者。显性感染者主要症状有恶心、呕吐、腹痛、腹泻、腹胀、发热和食欲减退等，典型患者表现为以腹泻为主的吸收不良综合征，腹泻呈水样粪便，量大、恶息、无脓血。若不及时治疗，多发展为慢性，周期性，反复发作性稀便，甚臭，病程可长达数年。当虫体寄生在胆道系统时，可能引起胆囊炎或胆管炎。

> **考点提示**
> 蓝氏贾第鞭毛虫感染典型腹泻特点：慢性，周期性，反复发作性稀便，甚臭

四、实验诊断

1. 病原学诊断

(1) 粪便检查：用生理盐水涂片法检查稀便中的滋养体；用碘液染色涂片检查包囊，由于包囊排出有间歇的特点，故应连续查 3 天以上为宜。

(2) 小肠活组织检查：利用纤维内镜，取小肠黏膜活组织进行涂片、压片、切片镜检。

(3) 十二指肠液或胆汁检查：对疑似贾第虫感染，粪便多次阴性者，可取引流液直接涂片或离心后取沉渣查滋养体或肠检胶囊法使滋养体粘附于尼龙线上，刮取、镜检。对胆道贾第虫的诊断更有价值。

2. 其他诊断

(1) 免疫诊断：主要有酶联免疫吸附试验(ELISA)、间接荧光抗体试验和对流免疫电泳等方法，其中 ELISA 简单易行，检出率高，适用于流行病学调查和临床辅助诊断。

(2) 分子生物学诊断：DNA 探针技术检测，有较高的敏感性和特异性。

五、流行与防治

1. 流行　蓝氏贾第鞭毛虫呈世界性分布，以热带和亚热带为最多，也是我国人体常见的寄生原虫。农村感染率高于城市。好发于夏秋季，儿童、旅游者、男性同性恋者、胃切除患者、胃酸缺乏及免疫球蛋白缺陷患者易受感染。人是主要的传染源，尤其携带包囊者，包囊是传播的主要环节，人饮用被包囊污染的食物或水而感染。包囊在水中可存活 4 天，在粪便中活力可维持 10 天以上，但在 50℃或干燥环境中很易死亡。包囊在蝇消化道内可存活 24 小时，在蟑螂消化道内经 12 天仍有活力。

2. 防治　彻底治愈患者、带虫者，注意饮食卫生，加强水源保护是预防本病的重要措施，旅游者的饮水应煮沸后饮用。治疗蓝氏贾第鞭毛虫病的常用药物有甲硝唑、替硝唑、丙硫咪唑等。

第三节　杜氏利什曼原虫

病例

赵某，男，32 岁，乏力、发热、全身水肿并疼痛、腹胀 5 天，3 个月前曾去过西部地区旅游。查体体温 36.5~40.4℃，全身凹陷性水肿，全身浅表淋巴结肿大，肝大肋下 8cm，脾大肋下 10cm。骨髓穿刺染色检查后诊断为黑热病。

请问：1. 黑热病的病因为何？

2. 传播媒介是什么？

3. 黑热病常用的实验室检查方法有哪些？

杜氏利什曼原虫又称黑热病原虫，通过白蛉传播。无鞭毛体主要寄生人、犬等哺乳动物的肝、脾、骨髓、淋巴结等器官的巨噬细胞内，常引起全身症状，如发热、肝(脾)大、贫血、鼻出血等。

考点提示

杜氏利什曼原虫寄生于人、犬等哺乳动物的巨噬细胞内

一、形态

1. 无鞭毛体　又称利杜体，常寄生于巨噬细胞内或散发于巨噬细胞外。虫体呈圆形或卵圆形，大小为 (2.9~5.7) μm × (1.8~4.0) μm，经过瑞氏染色后，细胞质呈淡蓝色或深蓝色，内有 1 个较大的圆形核，呈红色或淡紫色。核旁有紫红色、细小杆状的动基体。虫体前端的颗

粒状基体发出1条根丝体，但基体靠近根丝体，在光镜下不易区分开（图5-3）。

2. 前鞭毛体　又称鞭毛体，寄生于白蛉消化道内。成熟的虫体呈梭形，大小（14.3~20）μm×（1.5~1.8）μm，经瑞氏染色后，细胞质呈淡蓝色或深蓝色，核位于虫体中部，动基体在前部。基体在动基体之前，由此发出1根鞭毛伸出虫体外。前鞭毛体运动活泼，鞭毛不停地摆动，常聚集成团，排列成菊花状（图5-3）。

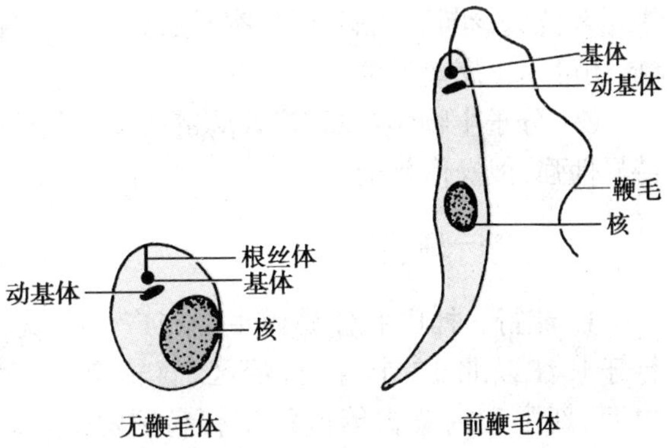

图5-3　杜氏利什曼原虫

二、生活史

> 考点提示
>
> 杜氏利什曼原虫传播媒介：白蛉

当雌性白蛉刺吸患者、带虫者或受染动物时，将含无鞭毛体的巨噬细胞吸入白蛉胃内，巨噬细胞被消化，无鞭毛体逐渐发育为前鞭毛体。以二分裂法繁殖，在数量急增的同时，虫体逐渐向白蛉口腔及喙集聚。当白蛉再次叮刺健康人时，前鞭毛体即随白蛉唾液进入哺乳动物体内，被巨噬细胞吞噬后发育为无鞭毛体，经分裂增值，最终导致巨噬细胞的破裂，游离的无鞭毛体又进入其他巨噬细胞，重复增殖过程。

三、致病

> 考点提示
>
> 黑热病患者的贫血特点：红细胞、白细胞、血小板均减少

无鞭毛体在巨噬细胞内繁殖，使巨噬细胞大量破坏和增生。从而导致脾、肝、淋巴结肿大，其中脾肿大最为常见。贫血是黑热病重要症状之一，血液中的红细胞、白细胞及血小板都减少，这主要是由于脾功能亢进，血细胞在脾内遭到大量破坏所致。由于血小板减少，患者常发生鼻出血、牙龈出血等症状。患病时因免疫缺陷，易合并多种感染，病死率高。但治愈后表现为消除性免疫，一般不会再次感染，可获得终身免疫。

四、实验诊断

1. 病原学诊断

（1）穿刺检查：可进行骨髓、淋巴结或脾脏穿刺，以穿刺物涂片、染色、镜检，骨髓穿刺法安全且检出率高，临床上最为常用。还可将穿刺物接种于培养基中，培养物涂片查见前鞭毛体可诊断。

（2）活组织检查：对疑似皮肤黑热病者，在皮肤结节处用消毒针头刺破皮肤，取少许组织液或用手术刀刮取少许组织作涂片染色镜检。

2. 其他诊断

（1）免疫诊断：可采用酶联免疫吸附试验（ELISA）、间接血凝试验、对流免疫电泳、间接荧光试验、直接凝集试验等，阳性率高，但假阳性时有发生。单克隆抗体抗原斑点试验检测血

中循环抗原诊断黑热病，阳性率、敏感性、特异性、重复性均较高，且需血清量少，不仅用于诊断，还可用于疗效评价。

(2) 分子生物学诊断：聚合酶链式反应及核酸探针技术检测杜氏利什曼原虫，敏感性高、特异性强，但操作复杂。

五、流行与防治

1. 流行　杜氏利什曼原虫分布广，亚、欧、非、拉丁美洲均有流行。在我国，黑热病流行于长江以北 17 个省、自治区、直辖市的广大农村。近年来主要在甘肃、四川、陕西、山西、新疆和内蒙古等地每年有病例发生。新疆、内蒙古都证实有黑热病的自然疫源地存在。传染源主要是患者、病犬以及某些野生动物；主要通过白蛉叮刺传播，偶可经口腔黏膜、破损皮肤、胎盘或输血传播；人群普遍易感，但易感性随年龄增长而降低。病后免疫力持久。

2. 防治　治疗患者，捕杀病犬、消除传染源。消灭白蛉也是预防黑热病的有效办法，在平原地区采用杀虫剂室内喷洒或闭门烟熏杀灭中华白蛉，可有效阻断传播途径。在山区、丘陵及荒漠地区对野栖型或偏野栖型白蛉，采取避蛉、驱蛉措施，以减少或避免白蛉的叮刺。特效药为葡萄糖酸锑钠，对于抗锑患者可用喷他脒。

第四节　其他人体寄生鞭毛虫

一、人毛滴虫

人毛滴虫为寄生肠道的鞭毛虫。多见于盲肠、结肠。生活史只有滋养体期，虫体呈梨形，大小为 7.7μm × 5.3μm，形似阴道毛滴虫；具 3~5 根前鞭毛，后鞭毛连接的波动膜较长，薄杆状的肋与虫体相连，与波动膜等长，后鞭毛向后部游离；胞核单个，位于前端，核内散在的染色质粒；胞质内含有食物泡和细菌(图 5-4)。虫体以二分裂法繁殖，靠鞭毛和波动膜运动，虫体运动活跃，具有一定抵抗力。人毛滴虫呈世界性分布，以热带和亚热带较为常见。感染以儿童较为常见。一般情况下无症状，主要引起腹泻。人感染多因摄入被污染的食物或水，也可经蝇类机械传播。腹泻时可使用甲硝唑治疗。

二、口腔毛滴虫

口腔毛滴虫为寄生口腔的倒梨形鞭毛虫，仅有滋养体期，平均长度 6.5~7.5μm，4 根前鞭毛，1 根无游离端的后鞭毛，波动膜稍长于阴道毛滴虫；核单个，位于虫体前部中央，含多量染色质粒；轴柱较纤细，沿虫体末段伸出(图 5-5)。以二分裂法繁殖，定居于牙垢及龋齿的蛀穴，为口腔共栖原虫。实验室可用牙龈刮拭物作生理盐水涂片镜检或作培养。滋养体对外环境抵抗力较大，借飞沫或污染的食物、餐具间接传播。无需治疗，平时注意口腔卫生，虫体可被清除。

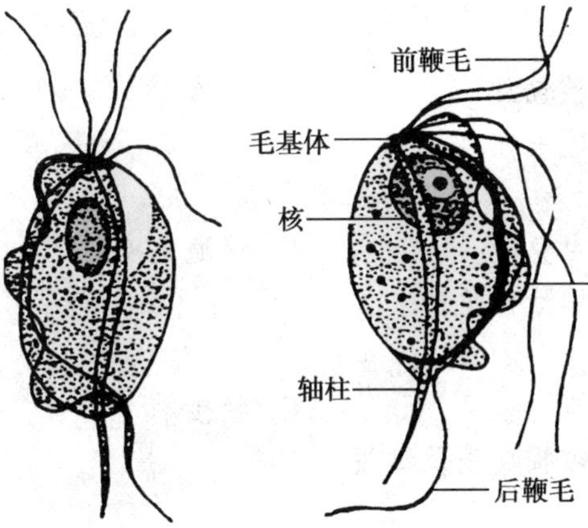

图 5-4　人毛滴虫

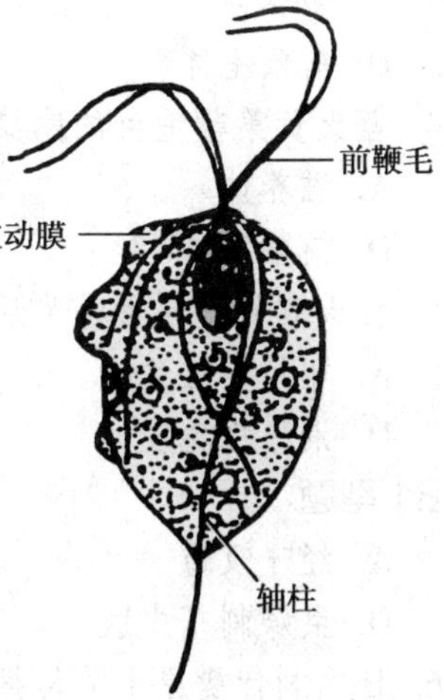

图 5-5　口腔毛滴虫

本章小结

鞭毛虫是以鞭毛作为运动器的原生生物，对人类危害较大的有阴道毛滴虫、蓝氏贾第鞭毛虫、杜氏利什曼原虫。

阴道毛滴虫呈梨形或椭圆形，有4根前鞭毛和1根后鞭毛，对不同的环境适应力较强，主要通过性接触传播，引起滴虫性阴道炎和尿道炎。阴道毛滴虫病泡沫状白带最典型，分泌物直接涂片法检查滋养体为临床常规检查方法。临床常用治疗药物为甲硝唑。

蓝氏贾第鞭毛虫简称贾第虫。寄生人体小肠、胆囊，主要在十二指肠，可引起腹痛、腹泻和吸收不良等症状，致贾第虫病，为人体肠道感染的常见寄生虫之一。在旅游者中发病率较高，故又称"旅游者腹泻"。粪便直接涂片法检查滋养体和包囊为临床常规检查方法。

杜氏利什曼原虫的无鞭毛体主要寄生在肝、脾、骨髓、淋巴结等器官的巨噬细胞内。前鞭毛体寄生于节肢动物白蛉的消化道内。实验诊断以骨髓穿刺最常用。治疗特效药为葡萄糖酸锑钠。

（杨　实）

目标测试

A1 型题

1. 滋养体既是感染阶段又是致病阶段的寄生虫是
   A. 日本血吸虫　B. 阴道毛滴虫　C. 溶组织内阿米巴
   D. 旋毛形线虫　E. 华支睾吸虫
2. 引起旅游者腹泻的寄生虫是
   A. 溶组织内阿米巴　B. 日本血吸虫　C. 杜氏利什曼原虫
   D. 阴道毛滴虫　E. 蓝氏贾第鞭毛虫
3. 杜氏利什曼原虫寄生在巨噬细胞内的阶段是

A. 滋养体　　B. 四核包囊　　C. 卵囊
D. 前鞭毛体　　E. 无鞭毛体

4. 蓝氏贾第鞭毛虫的感染阶段是
A. 滋养体　　B. 四核包囊　　C. 卵囊
D. 前鞭毛体　　E. 无鞭毛体

5. 杜氏利什曼原虫感染后的免疫类型是
A. 非特异性免疫　　B. 带虫免疫　　C. 伴随免疫
D. 消除性免疫　　E. 非消除性免疫

B1 型题

A. 经呼吸道　　B. 经口　　C. 经接触
D. 虫媒刺叮皮肤　　E. 经破损皮肤及黏膜

6. 杜氏利什曼原虫的传播途径
7. 蓝氏贾第鞭毛虫的传播途径
8. 阴道毛滴虫的传播途径

A. 滋养体　　B. 四核包囊　　C. 卵囊
D. 前鞭毛体　　E. 无鞭毛体

9. 杜氏利什曼原虫的感染阶段
10. 阴道毛滴虫的感染阶段

第六章 叶足虫纲

学习目标

1. 掌握 溶组织内阿米巴的形态、实验诊断方法。
2. 熟悉 溶组织内阿米巴的致病性、生活史、流行及防治。
3. 了解 寄生于人体肠腔内的其他阿米巴原虫。

第一节 溶组织内阿米巴

病例

李某，男，30岁，下腹痛，排便次数增多3个月余，粪便呈酱红色有特殊腥臭味，伴里急后重。无发热，饮食可。查体：腹软，无压痛及反跳痛，无肌紧张，肝脾未及。移动性浊音(–)，肠鸣音正常，直肠指诊未及异常。辅助检查：大便潜血(–)，粪便中查到阿米巴原虫滋养体。

请问：1. 患者可诊断为何病？

2. 确诊依据是什么？

3. 常用的检查方法有哪些？

溶组织内阿米巴又称痢疾阿米巴，属于肉足鞭毛门，叶足纲，形态特征为具有叶状伪足的运动细胞器。主要寄生于结肠，引起阿米巴痢疾和阿米巴性结肠炎，也可侵犯肝、肺、脑等器官，引起肠外阿米巴病。

一、形态

溶组织内阿米巴生活史中有滋养体和包囊两个时期(图6-1)。

考点提示

大滋养体与小滋养体的鉴别特征是有无被吞噬的红细胞

1. 滋养体　活的滋养体形态多变，大小不一。根据其大小、致病性和寄生部位分为大滋养体和小滋养体。

(1) 大滋养体：又称组织型滋养体。体积较大，直径20~60μm，运动活泼。虫体分为内质和外质，内外质界限明显，外质均匀，无色透明，常伸出伪足作定向阿米巴运动，运动活泼。内质呈颗粒状，内含细胞核、食物泡及吞噬的红细

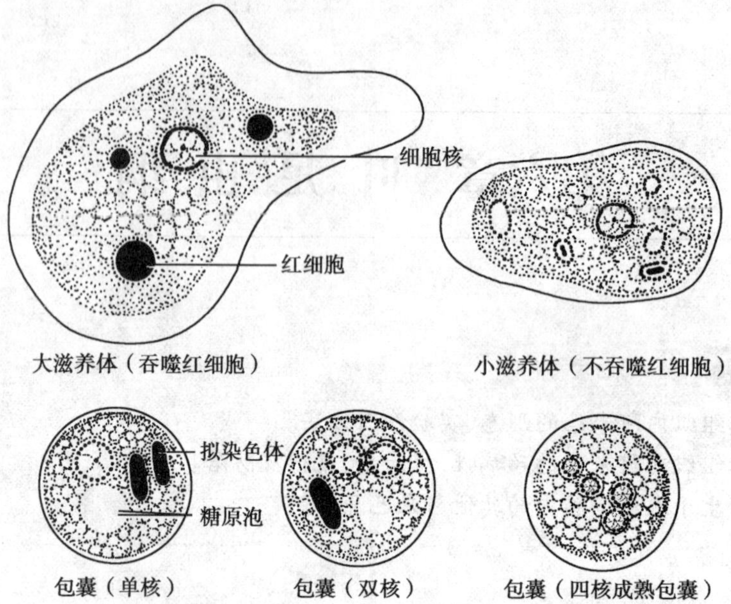

图 6-1 溶组织内阿米巴

胞等。内质中有被吞噬的红细胞是溶组织内阿米巴大滋养体与其他肠内阿米巴区别的最重要依据。铁苏木素染色后，滋养体结构清晰，外质不着色。内质呈蓝灰色颗粒状，可见 1 个典型的泡状核，蓝黑色。核膜较薄，内缘有一层排列均匀整齐的染色质粒，核仁居中，核膜与核仁之间有网状的核纤维。内质中被吞噬的红细胞被染成蓝黑色，其大小与数目不等。

(2) 小滋养体：又称肠腔型或共栖型滋养体。寄生于肠腔中，无致病力。虫体呈圆形或椭圆形，直径为 12~30μm。运动较慢，内、外质界限不明显，内质中含有许多细菌而无红细胞。铁苏木素染色后，核结构特征与大滋养体相同。

2. 包囊 由小滋养体在肠腔内形成，分为未成熟包囊和成熟包囊。在未染色标本中，低倍镜下包囊为无色透明的圆形小体，内部结构不清；高倍镜下可见棒状的拟染色体和圆形的细胞核。碘液染色后包囊呈淡棕色或黄色，拟染色体不着色，棒状透明，糖原泡呈棕红色。铁苏木素染色后，包囊呈深蓝色，糖原泡被溶解成空泡，拟染色体呈蓝褐色。

(1) 未成熟包囊：单核包囊和双核包囊为未成熟包囊，内有糖原泡和拟染色体，拟染色体是包囊内特殊的营养存储结构，具有鉴别意义。

(2) 成熟包囊：又称四核包囊，是溶组织内阿米巴的感染阶段。呈圆球形，直径为 10~20μm，外有囊壁，内含四个细胞核。核的构造似滋养体，但体积较小。

二、生活史

溶组织阿米巴的生活史简单，包括滋养体和包囊两个阶段。滋养体是溶组织内阿米巴运动、摄食及增殖的阶段，也是其致病阶段；包囊是不摄食、不繁殖的静止阶段，也是其感染阶段。按滋养体寄生部位不同生活史可分为肠腔型和组织型两个过程(图 6-2)。

> **考点提示**
>
> 成熟包囊是阿米巴原虫的感染阶段

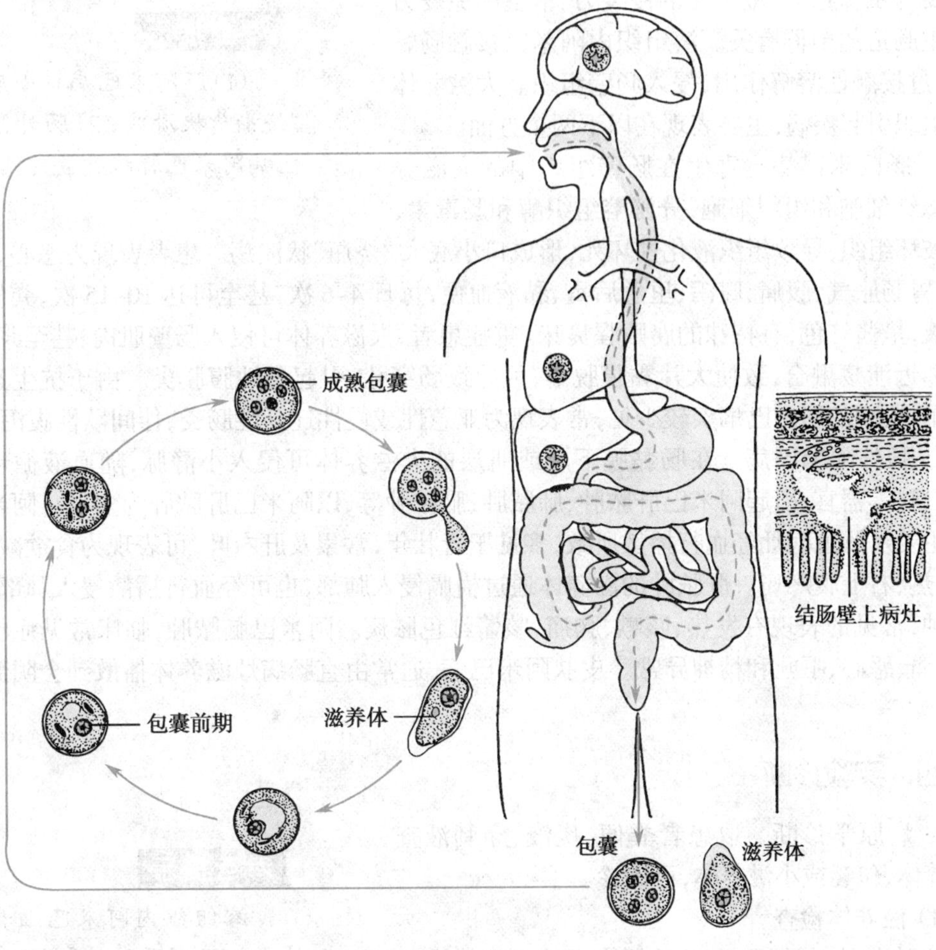

图 6-2 溶组织内阿米巴生活史

1. 肠腔型 当宿主误食了被成熟包囊污染的食物或水时,包囊通过胃和小肠,在小肠碱性消化液和消化酶的作用下,囊壁变薄,形成囊后期,随后虫体脱囊而出,分裂为 4 个小滋养体,在结肠上段摄食细菌,以二分裂方式增殖,形成大量小滋养体。滋养体继续下行,随着环境的改变,如肠内水分减少、成形粪便增多,滋养体排出内含物,虫体缩小、变圆,停止活动,形成囊前期,再分泌囊壁形成包囊。最初形成的包囊为单核,经两次分裂形成四核包囊,未成熟包囊和成熟包囊随成形粪便排出,完成其生活史。

2. 组织型 当人体抵抗力下降、肠壁损伤或肠功能紊乱时,肠腔内的小滋养体借伪足运动和所分泌的溶组织酶及毒素的作用侵入人体的肠黏膜,破坏肠壁组织,形成原发病灶。侵入肠壁的部分大滋养体也可侵入肠壁血管,随血行播散到肝、肺、脑等其他器官,引起相应部位的损害。部分滋养体可随溃破的肠壁组织落入肠腔,随粪便排出。寄生于组织内的滋养体不能继续发育形成包囊,当宿主抵抗力增强时,肠道病灶内的大滋养体可再落入肠腔转变为小滋养体,继而形成包囊排除体外。

三、致病

人体感染溶组织阿米巴后,90% 以上为无症状带虫者,只有少数的感染者发病。能否发病主要与虫株毒力、滋养体的侵袭力、宿主的免疫力和宿主肠道的菌群有关。溶组织内阿米巴接触肠黏膜,通过接触性溶解作用,侵入肠壁组织。大滋养体侵犯组织引起疾病,主要表现在以下两个方面。

> **考点提示**
>
> (1)肠阿米巴病口小底大"烧瓶"状溃疡;(2)肠外阿米巴病阿米巴肝脓肿最常见

1. 肠阿米巴病　寄生在肠壁组织中的大滋养体吞噬红细胞和组织细胞,分泌溶组织酶和肠毒素,溶解破坏组织,导致组织液化性坏死,形成口小底大"烧瓶"状溃疡。患者表现为恶心、呕吐、厌食、胃肠胀气、腹痛、腹泻、里急后重、黏液血便,每日4~6次,甚至可达10~15次,粪便含脓血黏液,呈酱红色,有特殊的腐败腥臭味。重症患者,大滋养体可侵入肠壁肌肉,甚至浆膜层,并与邻近溃疡融合,致使大片黏膜脱落,可导致肠穿孔,引起急性腹膜炎。由于抗生素的广泛应用,典型的阿米巴痢疾较少见,常表现为亚急性或慢性迁延性肠炎,伴间歇性腹泻。

2. 肠外阿米巴病　在肠黏膜下层或肌层的大滋养体可侵入小静脉,随血液循环侵入肝、肺、脑等器官,引起阿米巴肝脓肿、肺脓肿、脑脓肿等,以阿米巴肝脓肿为多见。阿米巴肝脓肿主要从肠道病灶经血行播散所致,多见于青壮年,常累及肝右叶,可表现为食欲减退,畏寒、发热、右上腹疼痛。肝脓肿的滋养体通过横膈侵入肺部,也可经血行播散侵入肺部,导致肺脓肿,常见的表现有发热、咳嗽、胸痛、咳酱红色脓痰。阿米巴脑脓肿,临床常见症状有头晕、头痛、恶心、呕吐和精神异常。皮肤阿米巴病,通常由直肠病灶滋养体播散到会阴部皮肤引起。

四、实验诊断

1. 病原学诊断　取患者粪便、痰液、穿刺液查大滋养体、包囊或小滋养体,可确诊。

> **考点提示**
>
> 溶组织内阿米巴滋养体检查可见到夏科-雷登结晶

(1) 滋养体检查

1) 直接涂片法:取患者粪便生理盐水直接涂片可查到活动的滋养体。镜检可见活动的吞噬有红细胞的大滋养体,同时镜下可见聚集成团的红细胞和少量的白细胞,有时还可见到夏科-雷登结晶体。标本采集时应注意:挑取黏液脓血部分;标本要新鲜,取材后立即送检;粪便不能与尿液及化学药品混合;盛放标本的器皿要干燥、洁净;注意保温;在使用抗阿米巴药物治疗前采集。

2) 肝穿刺检查:疑有阿米巴肝脓肿时,可行肝穿刺抽取脓肿边缘标本检查滋养体,注意脓液的气味和外观。

3) 活组织检查:用结肠镜直接观察结肠黏膜溃疡,在溃疡边缘钳取活组织或切片镜检,易发现大滋养体。

(2) 包囊检查

1) 碘液染色法:慢性腹泻患者以检查包囊为主,经碘液染色,可显示包囊的胞核,有利于鉴别诊断。

2) 硫酸锌离心浮聚法:粪便中包囊少时,直接涂片或碘染色不易检出,使用该法可提高检出率。

2. 其他诊断

(1) 免疫诊断:可用间接血凝试验、酶联免疫吸附试验(ELISA)或间接荧光抗体实验从血清检测相应的特异性抗体。

(2) 影像学诊断：肠外阿米巴病，可应用超声、CT、X 线、MRI。结合免疫学和临床症状等资料，综合分析，以便早期、准确的诊断。

五、流行与防治

1. 流行　溶组织内阿米巴呈世界性分布，主要流行于热带和亚热带地区，尤其是经济和卫生条件落后的地区，重症患者多见于这些地区。我国各地均有分布，其中西藏、云南、新疆、贵州、甘肃五省区的感染率较高。

痢疾阿米巴的传染源主要为排出包囊的无症状带虫者和既能排出滋养体也能排出包囊的慢性病患者。1 个带虫者每天可持续排除 100 万 ~3.5 亿个包囊。包囊的抵抗力较强，在适当温湿度条件下可生存数周，并保持有感染力，但对干燥、高温的抵抗力不强，在蝇或蟑螂消化道的包囊仍具感染性。主要经口感染人体，此外不良的卫生习惯、节肢动物的机械携带传播在该病的流行上也起着重要的作用。

2. 防治　在治疗患者、带虫者的同时，还应采取综合措施防止感染：粪便无害化处理，以杀灭包囊；保护水源、食物，免受污染；搞好环境卫生，消灭蝇和蟑螂；加强健康教育，以提高自我保护能力。

治疗首选甲硝唑，也可选用替硝唑、奥硝唑。对带包囊者应选择肠壁不易吸收且副作用低的药物，如巴龙霉素等。肠外阿米巴病，肝、肺、脑、皮肤脓肿的治疗亦以甲硝唑为主，氯喹也有较好的疗效。肝脓肿者配合外科穿刺引流，可以达到较好效果。中药大蒜素、白头翁等也有一定作用，但较难达到根治的目的。

第二节　寄生于人体肠腔内的其他阿米巴

寄生于人体的其他阿米巴原虫有结肠内阿米巴、哈氏内阿米巴、微小内蜒阿米巴、布氏阿米巴等，均为肠道共栖原虫，一般不侵入组织，无致病作用。但在重度感染或宿主免疫力下降时，偶可引起肠功能紊乱和腹泻，通常不需治疗。其大小形态特点如(表 6-1、图 6-3)。

表 6-1　人体肠腔内其他阿米巴原虫特征

			结肠内阿米巴	哈氏内阿米巴	微小内蜒阿米巴	布氏阿米巴
滋养体	直接涂片	大小(μm)	20~50	3~12	6~20	6~15
		活动力	迟缓，无定向运动，伪足较钝	迟缓，定向运动	迟缓，无定向运动，伪足不透明	迟缓，伪足多，无定向运动
		胞质	内、外质分界不清，内质粗颗粒状，多空泡	内、外质分界清，内质细颗粒状	内、外质分界不清，内质粗颗粒状	内、外质分界不清，内质粗颗粒状
		胞核	1 个，可见	1 个，不易看到	1 个，偶可看到	1 个，偶可看到
	铁苏木素染色	吞噬物	细菌、碎屑	细菌	细菌、碎屑	细菌、碎屑
		胞核	小，常位于中央	小，常位于中央	偏位或位于中央	可位于中央
		核仁	大，常偏位	小，居中或稍偏位	大而圆，位于中央	大而不规则居中
		核周染粒	较粗或粗细不均，排列不整齐	分布不均匀，排列不整齐	无或甚少，核膜染色浅	无或甚少，核膜染色浅

续表

			结肠内阿米巴	哈氏内阿米巴	微小内蜒阿米巴	布氏阿米巴
包囊	直接涂片	大小(μm)	10~30	5~10	5~15	6~8
		形状	圆球形	类圆形	圆形、卵圆形、三角形或不规则形	圆形或卵圆形
		胞核	1~8 个,偶见16个,可见	1~4 个隐约可见	1 个隐约可见,偏位	1~4 个稍能看出
	铁苏木素染色	胞核和内含物	棕色,可见清晰的棕色糖原团	棕色,可见清晰的棕色糖原团	1~2 个大的棕色糖原泡	早期包囊偶见棕色糖原泡
		胞核	结构同滋养体	结构同滋养体	核仁大而圆,偏位	结构同滋养体
		拟染色体	呈碎片状或稻束状	小而多呈短棒状或碎粒状	无	多无有时小棒或小点状

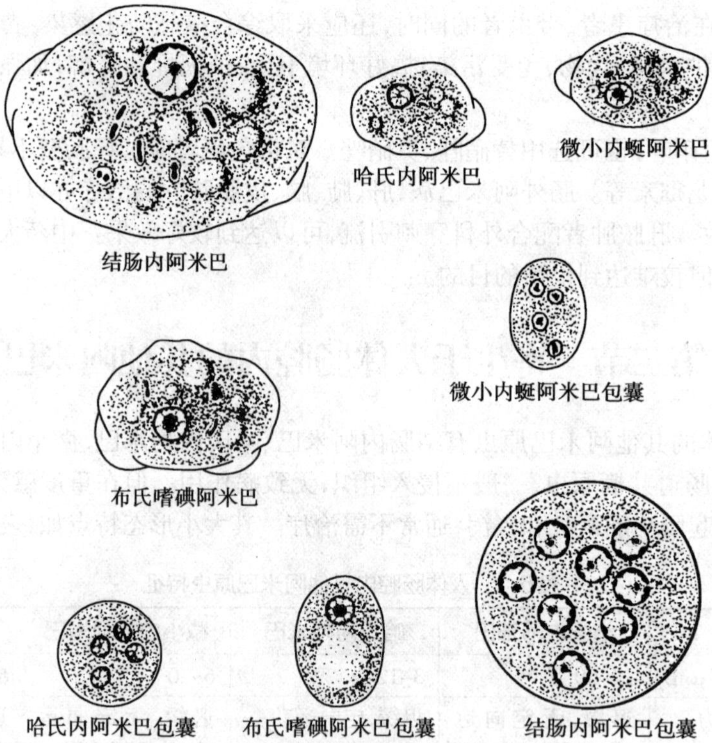

图6-3 非致病阿米巴

本章小结

叶足纲形态特征为具有叶状伪足的运动细胞器。

溶组织内阿米巴为致病性阿米巴,有滋养体和包囊两个时期。滋养体包括小滋养体和大滋养体,大滋养体体积较大,吞噬红细胞,是致病阶段。传染源为患者和带虫者,传播途径为经口感染,感染阶段为四核包囊。主要寄生于结肠,引起阿米巴痢疾和阿米巴性结肠炎,也可侵犯肝、肺、脑等器官,引起肠外阿米巴病。实验室检查采集标本后使用生理盐水涂片法或碘液染色查滋养体或包囊。

(杨 实)

目标测试

A1 型题

1. 关于阿米巴原虫叙述不正确的是
   A. 小滋养体又称肠腔型或共栖型
   B. 大滋养体又称组织型滋养体
   C. 主要经皮肤感染
   D. 蝇和蟑螂携带包囊污染食物造成感染
   E. 可用酶联免疫吸附试验辅助诊断
2. 关于痢疾阿米巴检测粪便标本采集不正确的是
   A. 挑取粘液脓血部分
   B. 标本要新鲜,取材后立即送检
   C. 可用甲醛保存标本
   D. 盛放标本的器皿要干燥、洁净
   E. 在使用抗阿米巴药物治疗前采集
3. 溶组织内阿米巴最常见的肠外感染是
   A. 阿米巴肝脓肿
   B. 阿米巴脑脓肿
   C. 阿米巴肺脓肿
   D. 阿米巴皮肤脓肿
   E. 阿米巴肾脓肿

B1 型题

A. 大滋养体
B. 小滋养体
C. 四核包囊
D. 经口感染
E. 经过节肢动物叮咬传播

4. 溶组织内阿米巴致病阶段
5. 溶组织内阿米巴感染阶段
6. 溶组织内阿米巴感染方式

第七章 孢子虫纲

学习目标

1. 掌握 疟原虫和弓形虫的形态、生活史、临床表现、实验诊断。
2. 熟悉 疟原虫和弓形虫的流行与防治原则。
3. 了解 卡氏肺孢子虫、隐孢子虫的特性。

孢子虫纲均营寄生生活,生活史复杂,包括无性生殖和有性生殖。可在1个及以上宿主体内完成,寄生于人体的孢子虫主要有疟原虫、刚地弓形虫、隐孢子虫和卡氏肺孢子虫。

第一节 疟原虫

病例

李某,30岁,2014年初赴南非工作,8月出现发热,腹泻。因工作忙未能及时就医,9月病重、休克、立即住院。

体格检查:定向力障碍,颈僵直,肺部无异常,肝、脾不大,无皮疹。

实验室检查:血红蛋白75g/L,白细胞计数1.3×10^9/L,中性粒细胞0.82,淋巴细胞0.18,血涂片姬氏染色红细胞中有大量环状异常结构,脑脊液检查正常,胸透正常。

请问:1. 该患者可能感染什么寄生虫?

2. 进一步做什么检查?

疟疾是一种由疟原虫感染引发的严重危害人体健康的寄生虫病。寄生于人体的疟原虫共有四种,即间日疟原虫、三日疟原虫、恶性疟原虫和卵形疟原虫。在我国主要是间日疟原虫和恶性疟原虫。

一、形态

四种疟原虫在红细胞内的发育均分为小滋养体、大滋养体、裂殖体、配子体四个阶段,但形态不全相同,现以间日疟原虫为例描述在薄血膜片中红细胞各期形态特征。疟原虫经Giemsa染剂或Wright染剂染色,虫体的细胞核为紫红色或红色,胞质为蓝色,疟色素不着色,仍呈棕褐色。

1. 小滋养体(早期滋养体) 又称环状体,是疟原虫在红细胞内的初期阶段。胞质呈环状,中间出现大空泡,胞核呈点状,位于虫体一侧,似银戒状。受染红细胞变化不明显。

2. 大滋养体(晚期滋养体) 又称阿米巴样体,虫体长大,伸出伪足呈多种形态,胞质中出现少量疟色素和空泡;胞核大小、形态、位置不定。受染红细胞胀大可达 1 倍,色变淡,并出现染成淡红色的小点,称薛氏小点。

3. 裂殖体 虫体变圆,胞质内空泡消失,核开始分裂成 2~10 个,疟色素增多,分布不均匀,称未成熟裂殖体。之后核继续分裂成 12~24 个,胞质随之分裂,疟色素渐趋集中,分裂的胞质包绕每个胞核,形为相应数目裂殖子,称为成熟裂殖体。

4. 配子体 疟原虫经过几次红细胞内裂体增殖,部分裂殖子在红细胞内不再进行裂体增殖,而发育为雌、雄配子体,这是疟原虫有性生殖的开始。间日疟原虫配子体呈圆形或椭圆形,疟色素均匀分布于虫体内,核 1 个。雌性配子体胞质致密,色深蓝,虫体较大,占满胀大的红细胞;核稍小,深红色,多位于虫体一侧。雄性配子体胞质浅蓝而略带红色;核较大,淡红色,多位于虫体的中央。四种疟原虫血涂片形态区别见表 7-1。

考点提示

疟原虫在红细胞内发育的四阶段的形态特征

表 7-1 四种疟原虫在薄血膜涂片上的形态区别

主要区别	间日疟	恶性疟	三日疟	卵形疟
小滋养体	环较大,约等于红细胞直径的 1/3;核 1 个,偶有 2 个;胞质淡蓝色;红细胞内多只含 1 个原虫,偶有 2 个	环纤细,约等于红细胞直径的 1/5;核 1~2 个;红细胞内可含 2 个或以上原虫,虫体常位于红细胞的边缘	环较粗壮,约等于红细胞直径的 1/3;核 1 个;胞质深蓝色;红细胞内少见 2 个原虫	似三日疟
大滋养体	虫体增大,活动显著,有伪足伸出,空泡明显,故虫体形状不规则;疟色素黄棕色,小杆状	体小结实,不活动;疟色素集中一团。疟色素黑褐色,原虫此时开始集中在内脏毛细血管	体小圆形或带状,空泡小或无;亦可呈大环状;不活动;疟色素棕黑色,颗粒状,常分布于虫体边缘	虫体圆形,似三日疟,但较大;疟色素似间日疟但较细小
未成熟裂殖体	核开始分裂成 2~10 个,渐呈圆形,空泡消失;疟色素开始集中但分布不均	虫体仍似大滋养体,但核分裂成多个;疟色素集中,外周血不易见到	虫体圆形或宽带状,核分裂成多个;疟色素集中较迟	虫体圆或卵圆形,不活动,核分裂成多个;疟色素数量较少
成熟裂殖体	裂殖子 12~24 个,排列不规则;疟色素集中成堆,虫体占满胀大的红细胞	裂殖子 8~36 个,排列不规则;疟色素集中成一团,虫体占红细胞 2/3 至 3/4	裂殖子 6~12 个,排成一环;疟色素多集中在中央,虫体占满整个不胀大的红细胞	裂殖子 6~12 个,排成一环;疟色素集中在中央或一侧
雄配子体	圆形,略大于正常红细胞,胞质色蓝而略带红,核疏松,淡红色,常位于中央;疟色素分散	腊肠形,两端钝圆,胞质色蓝而略带红,核疏松,淡红色,位于中央;疟色素黄棕色,小杆状,核周围较多	圆形,略小于正常红细胞,胞质淡蓝,核疏松,淡红色,位于中央;疟色素分散	似三日疟,但稍大;疟色素似间日疟
雌配子体	圆形,占满胀大的红细胞,胞质蓝色,核结实,较小,深红色,偏于一侧;疟色素分散	新月形,两端稍尖,胞质蓝;胞核小而致密,深红,位于中央;疟色素黑褐色,密布于胞核周围	圆形,如正常红细胞大,胞质深蓝色,核结实,偏于一侧;疟色素多而分散	似三日疟,但稍大;疟色素似间日疟

续表

主要区别	间日疟	恶性疟	三日疟	卵形疟
被寄生红细胞的变化	胀大,色淡,常呈长圆形或多边形;滋养体期开始出现鲜红色的薛氏点	大小正常或略缩小,色正常,边缘常皱缩;常有几颗粗大紫褐色的茂氏点	大小正常,有时缩小,颜色无改变;偶可见齐氏点	略胀大,色淡,部分红细胞变长形,边缘呈锯齿状;薛氏点较间日疟粗大,环状体期即出现

二、生活史

人体疟原虫生活史,都需要人和雌性按蚊做宿主,并经历无性生殖和有性生殖两个世代的交替。

> **考点提示**
>
> 疟原虫感染阶段和感染方式

1. 在人体内的发育 疟原虫先后在肝细胞和红细胞内发育。

(1) 红细胞外期:又称肝细胞内期。雌性按蚊刺吸人血时,子孢子随蚊唾液进入人体,约30分钟子孢子侵入肝细胞。在肝细胞内,虫体中部呈球状突出,前后端收缩,呈圆形,核开始分裂,进行裂体增殖,形成红外期裂殖体。裂殖体发育成熟后胀破肝细胞,红外期裂殖子散出,一部分被吞噬细胞吞噬,一部分则侵入红细胞内发育。有少部分子孢子侵入肝细胞后处于休眠状态,受刺激后能进行红外期裂体增殖,称为休眠子。

(2) 红细胞内期:红外期裂殖子侵入红细胞内进行裂体增殖,称为红细胞内期。当裂殖子侵入红细胞后,先发育为环状体,再依次发育为大滋养体和裂殖体,裂殖体成熟后,胀破红细胞,释出裂殖子。血液中的裂殖子一部分被吞噬细胞吞噬,一部分侵入健康红细胞,重复裂体增殖过程。疟原虫经过几次裂体增殖,部分裂殖子在红细胞内不再进行裂体增殖,而发育为雌、雄性配子体,开始疟原虫的有性生殖。

2. 在蚊体内的发育 疟原虫在蚊体内发育包括在蚊胃腔内的有性生殖(配子生殖)和在蚊胃壁的无性生殖(孢子增殖)两个阶段。

(1) 配子生殖:当按蚊刺吸疟疾患者血液时,疟原虫随血液进入蚊胃后,雌配子体逸出红细胞外,发育为不活动的圆形或椭圆形的雌配子(又称大配子);与此同时,雄配子体也在几分钟内开始核分裂为雄配子(又称小配子),雌、雄配子受精,形成圆球形的合子,并逐渐变长,形成有活力的动合子,成熟的动合子穿过蚊胃壁上皮细胞,停留在蚊胃弹性纤维膜上形成卵囊。

(2) 孢子增殖:卵囊形成2~3天,核开始分裂,形成子孢子,子孢子主动从卵囊壁钻出,进入蚊唾腺,当雌蚊再度刺吸人血便可随唾液进入人体(图7-1)。

三、致病

1. 潜伏期 由疟原虫侵入人体到出现疟疾发作期间为潜伏期。潜伏期长短主要取决于疟原虫的种类。一般间日疟短者11~25天,长者6~12个月。恶性疟潜伏期为7~27天,三日疟为18~35天。

2. 发作 红细胞内期疟原虫成熟裂殖体胀破红细胞,裂殖子和疟原虫的代谢产物、残余和变性的血红蛋白,以及红细胞碎片等一并进入血流,其中相当一部分被多形核白细胞和

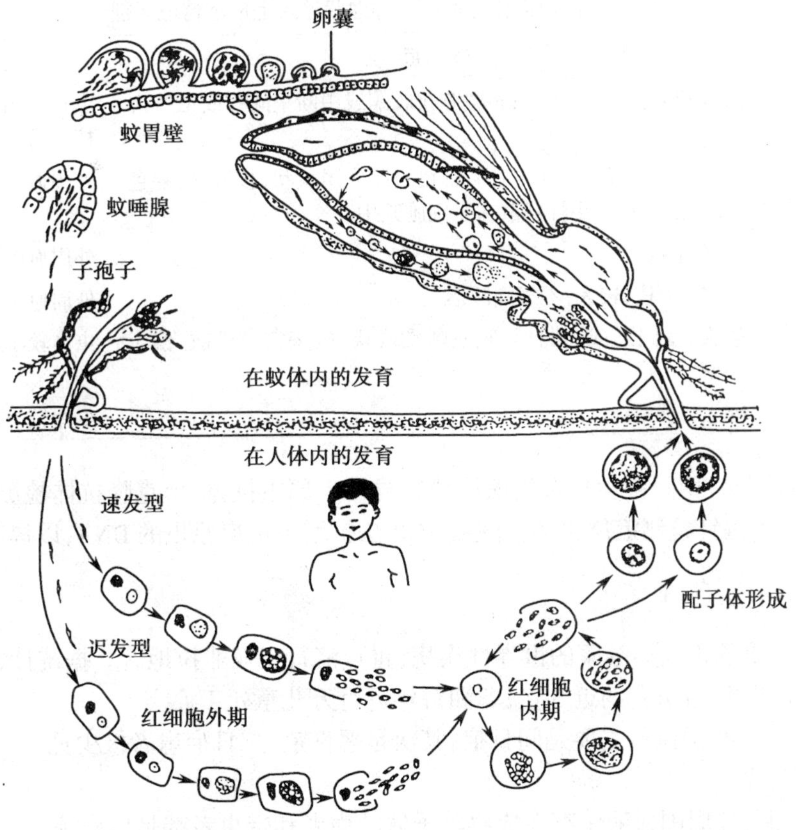

图 7-1 间日疟原虫生活史

巨噬细胞吞噬,刺激这些细胞产生内源性热原质,引起发热。典型的疟疾发作表现为周期性的寒战、发热和出汗退热三个连续阶段。这种周期性特点与疟原虫红细胞内期裂体增殖周期一致,间日疟疾和卵形疟疾为隔日发作一次;三日疟疾为隔两天发作一次;恶性疟疾可每天发作或间歇期不规则。

3. 再燃与复发　急性疟疾患者在疟疾发作停止后,体内仍有少量残存的红内期疟原虫,在一定条件下又大量增殖,经过数周或数月,再次出现疟疾发作临床症状,称为再燃。疟疾初发后,红细胞内期疟原虫已被消灭,在未经蚊媒传播感染,肝细胞内休眠子受刺激复苏,经过一段时间又出现疟疾发作,称为复发。

4. 贫血和脾脏肿大　疟疾发作破坏红细胞可引起贫血。发作次数越多,病程越长,贫血越重。这种情况也与脾大且功能亢进、骨髓造血障碍、免疫病理损伤有关。

5. 凶险型疟疾　是指血液中查见疟原虫又排除了其他疾病的可能性而表现典型临床症状者,如脑型疟、肾衰竭、重症贫血、水电解质失衡、黄疸、高热等。其中常见的是脑型疟。

四、实验诊断

1. 病原学诊断　从患者周围血液中检出疟原虫是确诊疟疾的依据。一般从受检者耳垂或指尖采血作薄血膜和厚血膜涂片,下面是以间日疟和恶性疟在厚、薄血涂片上形态特征区别(表 7-2)。

表 7-2 间日疟和恶性疟在厚血膜涂片上形态特征区别

主要区别	间日疟	恶性疟
小滋养体	虫体较大；少数呈环状；多数胞浆收缩或中断呈间号或飞鸟状	虫体较小；呈哑铃型；核常为 2 个
大滋养体	虫体较大形状不规则；胞浆断裂分散成团块状；核较大；疟色素呈棕黄色，细小杆状散在于细胞浆中	外周血中不易见到
未成熟裂殖体	2~10 个核	外周血中不易见到
成熟裂殖体	12~24 个核，较大；不规则圆形	外周血中不易见到
雄配子体	较大；呈圆形或椭圆形；胞质断裂成块；核坚实或松散，偏于一侧	虫体较小，腊肠形
雌配子体	同上	虫体较小，新月形

2. 其他诊断　用间接免疫荧光法检测特异性疟原虫抗体，单克隆抗体检测患者血中疟原虫抗原，DNA 探针检测疟原虫的核酸或 PCR 法扩增少量疟原虫的 DNA，以提高检出率等。

五、流行与防治

疟疾是严重危害人类健康的世界性疾病，重点流行于亚非拉地区。据统计，现在全球仍有 1.2 亿疟疾患者，带虫者约近 3 亿；非洲每年近百万儿童死于疟疾。

1. 分布　在我国流行主要是间日疟，其次是恶性疟，三日疟患者极少见。

2. 流行环节

(1) 传染源：凡周围血液中存在成熟配子体的患者和带虫者都是传染源。

(2) 传播媒介：主要是中华按蚊，嗜人按蚊和微小按蚊。

(3) 易感人群：除高疟区婴儿可从母体获得一定的抵抗力外，其余人群是普遍易感，其中儿童最为多见。

3. 防治原则

(1) 预防：包括个体预防和群体预防。

主要措施：蚊媒防制、预防服药或疫苗预防。预防药物：常用氯喹或乙胺嘧啶＋磺胺多辛。疫苗预防：子孢子疫苗；裂殖子疫苗；配子疫苗，人工合成(肽)或应用重组技术制作疫苗。

(2) 治疗：采用氯喹和伯氨喹(氯伯)，青蒿素、咯萘啶与磺胺多辛和乙胺嘧啶合用。

(3) 加强流动人口疟疾管理和坚持疟疾监测。

第二节　刚地弓形虫

病例

患者，男，19 岁。主诉双眼视力下降 3 周，剧烈头痛伴咳嗽、胸痛 5 天。与猫有密切接触史。门诊检查：双眼视力均为 0.08，双眼视网膜水肿、坏死，右眼渗出灶下可见出血，拟诊为中心性渗出性视网膜炎而收治入院。入院检查：血清弓形虫抗体检查阳性。1 周后内科及脑外科专家会诊：体温 39.8℃，腋窝及腹股沟浅表淋巴结肿大如蚕豆大小，左上肢出现痉挛性屈曲，双下肢伸肌强直，伴精神症状，颈部强直，角弓反张。肺部 X

线透视显示有胸水液界面，抽取胸水检查发现弓形虫。经用乙胺嘧啶 25mg/d，磺胺嘧啶 4g/d，地塞米松 5mg/d 加入 5% 葡萄糖液中静滴，以及其他辅助治疗，三天后因呼吸衰竭死亡。

请问：1. 该患者诊断什么疾病？

2. 患者死亡的原因是什么？

一、形态

弓形虫生活史中有滋养体、包囊、裂殖体、配子体和卵囊 5 个阶段。

1. 滋养体（称速殖子） 呈月芽形，一端较尖，一端钝圆，大小为 (4~7) μm × (2~4)μm。经姬氏染剂或瑞氏染剂染色胞浆呈蓝色，胞核呈紫红色，核位于中央靠后。被宿主细胞膜包绕的多个速殖子的集合体称假包囊，增殖至一定数目时，胞膜破裂，速殖子释出，随血流至其他细胞内继续繁殖。

2. 包囊 圆形或椭圆形，直径 5~100μm，外有一层富含弹性的坚韧囊壁。囊内滋养体（称缓殖子）可不断增殖，在一定条件下可破裂，缓殖子重新进入新的细胞形成新的包囊，可长期在组织内生存。

3. 卵囊 圆形或椭圆形，大小为 10~12μm，具两层光滑透明的囊壁，其内充满均匀小颗粒。成熟卵囊含 2 个孢子囊，每个分别由 4 个子孢子组成，相互交错，呈新月形（图 7-2）。

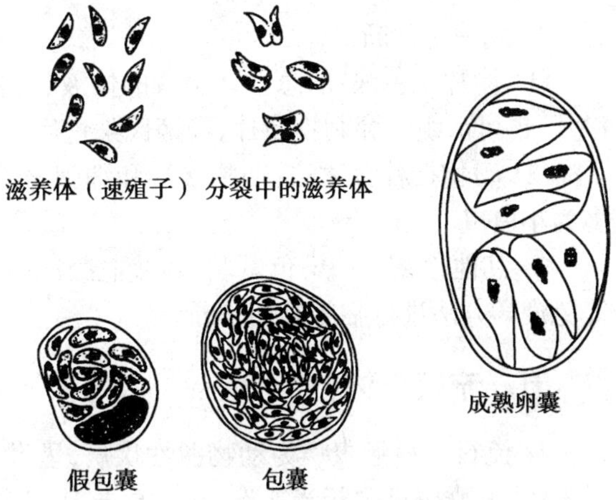

图 7-2 刚地弓形虫各期形态

二、生活史

弓形虫生活史包括有性生殖和无性生殖阶段，猫既是弓形虫的终宿主又是中间宿主，此外哺乳动物、鸟类、鱼类和人都可作为中间宿主。卵囊和包囊是主要的感染阶段。

1. 终宿主体内的发育 成熟的包囊、卵囊或假包囊被终宿主吞入消化道，卵囊内子孢子逸出，侵入小肠上皮细胞发育繁殖，形成多个核的裂殖体，成熟后释出裂殖子，经数代增殖后，发育为雌雄配子体，并受精成为合子，形成卵囊，卵囊突破上皮细胞进入肠腔，随粪便排出体外，卵囊一般日排量 1000 万，对外界环境、酸、碱、消毒剂均有很强的抵抗力，在室温可存活 3~18 个月，猫粪内可达 1 年。

2. 中间宿主体内的发育 包囊或假包囊被人等中间宿主吞食后，在肠内逸出子孢子、缓殖子或速殖子，侵入肠壁下小血管随血流至全身各器官组织，如脑、淋巴结、肝、心、肺、肌肉等进入细胞内发育繁殖，直至细胞破裂，速殖子重新侵入新的组织、细胞，反复繁殖。当机体抵抗力强时部分速殖子侵入细胞后，特别是脑、眼、骨骼肌的虫体繁殖速度减慢，并形成包囊，包囊在宿主体内可存活数月、数年，甚至终身。当机体免疫功能低下或长期应用免疫抑制剂时，组织内的包囊可破裂，释出缓殖子，进入血流和其他新的组织细胞继续发育繁殖。

三、致病

1. 致病机制　速殖子有很强的侵袭力，是弓形虫的主要致病阶段，进入有核细胞内并大量增殖破坏宿主细胞，导致组织急性炎症和坏死。包囊内缓殖子是引起慢性感染的主要原因，挤压器官，引起功能障碍或迟发性变态反应，并形成肉芽肿病变。

2. 临床分类　有先天性和获得性弓形虫病两类。先天性弓形虫病只发生于初孕妇女，经胎盘血流传播。受染胎儿或婴儿多数表现为隐性感染；也可造成孕妇流产、早产、畸胎或死产。获得性弓形虫病可引起淋巴结肿大，多见于颌下和颈后淋巴结。其他也累及脑、眼部，引起脑炎、脑膜脑炎、视网膜脉络膜炎等弓形虫眼病。

> 考点提示
> 弓形虫病的临床分类

四、实验诊断

1. 病原学诊断

(1) 涂片染色法：取急性期患者的体液、脑脊液、血液、骨髓、羊水、胸水经离心后，取沉渣涂片，也可活组织穿刺物涂片，经姬氏染色后，镜检弓形虫滋养体。

(2) 动物接种分离法：动物接种和细胞培养是目前常用的病原查诊方法，采用实验动物多为小白鼠。

2. 其他诊断　如染色试验、间接血凝试验、间接免疫荧光接体试验、酶联免疫吸附试验等免疫学方法进行临床早期诊断。

五、流行与防治

1. 流行　弓形虫病为动物源性疾病，呈世界性分布，许多哺乳动物、鸟类是本病的重要传染源，人群感染也相当普遍，这主要与其有多个感染阶段、中间宿主广和卵囊排放量大并对外环境抵御力强等有关。

2. 防治　加强对家畜、家禽的监测和隔离；强化肉类检疫，注意饮食卫生，不吃生或半生的肉制品；定期对孕妇作弓形虫常规检查。乙胺嘧啶、磺胺类对增殖期弓形虫有抑制生长的作用。对孕妇应首选螺旋霉素。

第三节　其他人体寄生孢子虫

一、隐孢子虫

隐孢子虫寄生于宿主小肠上皮内，引起隐孢子虫病，是人畜共患病，也是许多婴幼儿腹泻和旅游腹泻者的主要病原体。

1. 形态和生活史　隐孢子虫生活史简单，不需转换宿主。生活史有无性生殖、有性生殖和孢子生殖三个阶段，滋养体、裂殖体、配子体、合子和卵囊等五种形态，均在同一宿主体内进行，称为内生阶段。随宿主粪便排出的卵囊具感染性。

卵囊呈圆形或椭圆形，直径4~6μm，成熟卵中内含4个裸露的子孢子和由颗粒物组成的残留体，子孢子为月牙形。在改良抗酸染色标本中，卵囊为玫瑰红色，背景为蓝绿色，囊内子孢子排列不规则，呈多态状。

2. 致病　寄生的肠黏膜表面可出现凹陷或呈火山口状，肠绒毛萎缩，变短变粗或融合、移位和脱落，上皮细胞老化和脱落速度加快，破坏了肠绒毛的正常功能，影响消化吸收而发生腹泻。

3. 实验诊断　早期隐孢子虫病可进行肠黏膜活组织检查，中晚期患者可以从粪便中检查卵囊确诊。粪便直接涂片染色法多用金胺 - 酚染色法、改良抗酸染色法、金胺 - 酚改良抗酸染色法等。

4. 流行与防治　隐孢子虫病多发生于婴幼儿、艾滋病患者、接受免疫抑制剂治疗的患者，农村比城市多，经济落后、卫生状况差的地区比发达地区多，畜牧地区比非牧区多。患者是主要的传染源，其粪便和呕吐物中含大量卵囊，污染水源和食物，可引起人际间的交叉感染，重者可引起爆发流行。预防的关键是加强水源管理，注意个人卫生，保护免疫功能缺陷或低下的人群，增强免疫力，避免与患者接触。因卵囊抵抗力强，常用 10% 福尔马林、5% 氨水，加热 65~70℃ 30 分钟杀死卵囊。隐孢子虫病治疗至今尚无特效药物，用螺旋霉素和大蒜素胶囊治疗，有一定效果。

二、卡氏肺孢子虫

卡氏肺孢子虫简称肺孢子虫，主要寄生于人和其他哺乳动物的肺组织内，可引起卡氏肺孢子虫肺炎（PCP）或称肺孢子虫病，目前 PCP 是艾滋病患者最常见的机会性感染和死亡的主要原因。

1. 形态和生活史　卡氏肺孢子虫为真核单细胞生物，生活史有滋养体和包囊。滋养体呈多态形，大小为 2~5mm，姬氏染色胞质为浅蓝色，胞核 1 个，为深紫色。包囊呈圆形或椭圆形，直径为 4~6mm，囊壁较厚，姬氏染色囊壁不着色，透明似晕圈状或环状，成熟包囊内含有 8 个香蕉形囊内小体，各有 1 个核。囊内小体的胞质为浅蓝色，核为紫红色。包囊经空气传播进入肺内，经过滋养体、囊前期和包囊期三个时期的发育。

2. 致病　健康人多数为隐性感染，当宿主免疫力低下时，处于潜伏状态的滋养体大量繁殖，引起卡氏肺孢子虫肺炎，临床表现可分为两种类型。

(1) 婴儿型：又称流行型，好发于 6 个月内的早产儿及营养不良的虚弱婴儿，患儿出现干咳，突然发热、呼吸、脉搏增快，严重时呼吸困难和发绀导致死亡。

(2) 成人型：又称散发型，好发于先天性免疫功能不全，大量的免疫抑制剂，抗肿瘤药物及放射治疗的人群。由于艾滋病的流行，全世界本病发病率逐年上升，多表现为干咳、呼吸困难、发绀、精神不安，咳嗽无痰，肺部无明显的啰音。X 线显示两肺弥散性阴影或斑点状阴影。急性期时，血沉快，原发病加重，如诊断不及时，2~6 周内死亡。

3. 实验诊断

(1) 病原学诊断：收集痰液或支气管分泌物涂片镜检，但阳性率很低；穿刺肺活检、支气管镜肺活检或开胸肺活检可以提高检出率。

(2) 免疫学诊断：常用 IFA、ELISA 或补体结合试验。但由于大多数正常人都曾有过肺孢子虫隐性感染，血清中都有特异性抗体存在，故特异性不高。

4. 流行与防治　呈世界性分布。空气传播是主要途径，所以要加强呼吸道的预防保护。卡氏肺孢子虫病如不及时治疗，病死率很高。常用药物有戊烷脒，乙胺嘧啶及复方新诺明。

本章小结

疟原虫的种类有间日疟原虫、三日疟原虫、恶性疟原虫和卵形疟原虫。疟原虫的形态包括在红细胞内的形态和在蚊子体内的形态，生活史包括在人体内的红细胞内期和红细胞外期以及在蚊子体内的发育三个阶段。疟疾是我国五大寄生虫病之一，主要引起疟疾发作、复发、再燃、贫血、肝(脾)大和脑性疟疾，实验诊断主要是通过末梢血涂片检查环状体、大滋养体、裂殖体和配子体，预防措施主要是防蚊灭蚊和药物治疗。弓形虫生活史有滋养体、包囊、裂殖体、配子体和卵囊等五种形态；生活史中家猫是主要的终宿主，人是中间宿主，卵囊、包囊和假包囊对人体都有感染性，孕妇通过胎盘传给胎儿引起先天性弓形虫病，导致流产、死胎等。获得性弓形虫病主要是人食入含包囊的肉类或卵囊污染的水所致。实验检查主要是取患者体液或组织检查包囊或裂殖子。

（韩冬霞）

目标测试

A1 型题

1. 间日疟原虫经瑞氏染色后细胞核的颜色是
   A. 无色　B. 蓝色　C. 紫色
   D. 红色　E. 黄色
2. 鉴别间日疟原虫雌、雄配子体的主要依据是
   A. 疟原虫的外形　B. 疟原虫的大小　C. 疟原虫染色后的颜色深浅
   D. 疟色素的分布　E. 疟原虫细胞核的特点
3. 疟原虫寄生于人体的部位是
   A. 小肠　B. 结肠　C. 红细胞
   D. 白细胞　E. 肌肉
4. 疟原虫在生活史中的感染阶段是
   A. 动合子　B. 卵囊　C. 子孢子
   D. 裂殖体　E. 雌、雄配子体
5. 检查疟原虫应取标本部位是
   A. 粪便　B. 痰液　C. 尿液
   D. 脑脊液　E. 血液
6. 属于机会致病原虫的虫种是
   A. 卡氏肺孢子虫　B. 蓝氏贾第鞭毛虫　C. 杜氏利什曼原虫
   D. 刚地弓形虫　E. 间日疟原虫
7. 弓形虫寄生于人体的部分是
   A. 红细胞　B. 有核细胞　C. 血清
   D. 脑脊液　E. 淋巴结
8. 弓形虫的终宿主是
   A. 人　B. 犬　C. 猫
   D. 羊　E. 猪

第四篇　医学节肢动物

第八章　昆　虫　纲

学习目标

1. 掌握　医学节肢动物的相关概念及其对人体的危害；蚊、蝇、蚤、虱、白蛉的主要形态特征。
2. 熟悉　蚊、蝇、蚤、虱、白蛉的生活史、生态及其与疾病的关系。
3. 了解　蚊、蝇、蚤、虱、白蛉的防治原则。

第一节　医学节肢动物概述

一、医学节肢动物概念

节肢动物属于无脊椎动物，分布广泛且与人类关系密切。有些节肢动物可直接或间接危害人类健康，称为医学节肢动物。

二、形态及分类

节肢动物在形态上有以下主要特征：节肢动物躯体两侧对称，具有分节的附肢（如足、触角、触须等）；体壁由坚韧的几丁质外骨骼组成；开放式循环系统与体腔相通。

节肢动物门包括十多个纲，其中昆虫纲和蛛形纲与人类疾病的关系最为密切，在医学上最重要，两者主要特征如下（表 8-1）。

表 8-1　昆虫纲与蛛形纲的主要特征

纲	虫体特征	触角	足	翅	重要的医学类群
昆虫纲	分头、胸、腹	1 对	3 对	有或无	蚊、蝇、蚤、虱、白蛉等
蛛形纲	分头胸、腹，或头胸腹融合为一整体	无	4 对	无	蜱、螨、蜘蛛等

三、发育类型

节肢动物从卵发育至成虫的过程中，其形态结构和生活习性等发生一系列变化，称为变态。变态分为完全变态（全变态）和不完全变态（半变态）两个类型。

1. 完全变态　发育过程经卵、幼虫、蛹、成虫 4 个时期，各期的外部形态和生活习性有显著差别，如蚊、蝇、蚤、白蛉等。

2. 不完全变态　发育过程经卵、若虫、成虫 3 个时期，或经卵、幼虫、若虫、成虫 4 个时期，若虫与成虫的形态特征及生活习性差别不明显，如虱、蟑螂等。

四、对人体的危害

医学节肢动物对人体的危害方式分直接危害和间接危害，后者更为重要。

1. 直接危害　指医学节肢动物通过叮刺、吸血、骚扰、毒害、致敏、寄生等方式对人体造成危害。如蚊、蚤、虱的叮刺吸血；蝇类的骚扰；疥螨在皮内寄生。

2. 间接危害　指医学节肢动物携带传播病原体导致人体疾病。传播病原体的节肢动物称传播媒介（简称媒介或虫媒）。节肢动物传播的疾病称为虫媒病。虫媒病的传播方式分为以下两种：

(1) 机械性传播：有些节肢动物在传播疾病时，病原体在节肢动物的体表或体内无明显形态和数量的改变，节肢动物在传播中仅起携带、输送病原体的作用，这种传播方式称机械性传播。如蝇传播痢疾、霍乱等。

(2) 生物性传播：有些节肢动物在传播疾病时，病原体必须在节肢动物体内经过一定时间的发育、繁殖或完成生活史某一阶段，才能传播给新的宿主，这种传播方式称生物性传播。如蚊传播疟疾、丝虫病等。

五、防治原则

医学节肢动物防治的基本原则是综合防治。防治方法包括环境治理、物理防治、化学防治、生物防治、遗传防治及法规防治。其中环境治理是治本措施，例如通过改善环境卫生，可减少蚊、蝇等媒介的孳生。

第二节　蚊

病例

王某，男，10 岁，出现高热、头痛等症状，吃药打针都不见好转。经医生检查，王某的脑电图呈弥散性异常改变，脑脊液里查到乙型脑炎病毒抗体。

请问：1. 王某所患何病？

2. 如何患病？如何预防？

蚊属于双翅目，蚊科，是重要的医学昆虫类群，我国已发现 350 余钟，其中按蚊属、库蚊属、伊蚊属的蚊种是传播人类疾病的主要媒介。

一、形态

见图 8-1。

1. 卵　较小，长 0.5~1.0mm，形状因种而异。

2. 幼虫　俗称孑孓，分头、胸、腹 3 部分。头部有触角、单眼、复眼各 1 对，有咀嚼式口器。口器两侧有细毛密集的口刷。胸部方形，不分节。腹部细长，分为 9 节，第 8 节的背面有呼吸管或气门，这些特征为幼虫分类的依据。

3. 蛹　侧面观呈逗点状，不摄食，能运动。

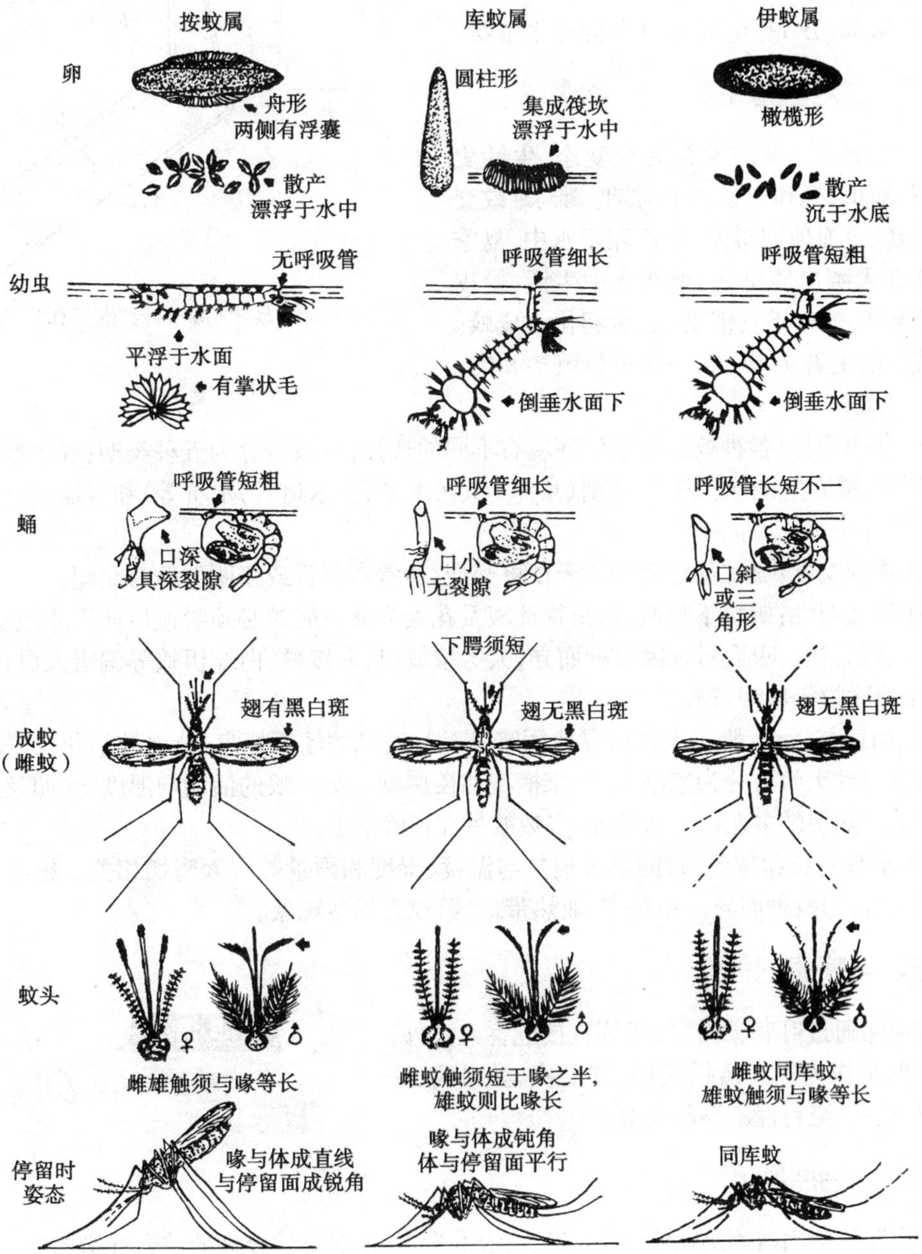

图 8-1　按蚊属、库蚊属、伊蚊属三属蚊各期形态

4. 成蚊 长1.6~12.6mm，灰褐、棕褐或黑色，分头、胸、腹3部分（图8-2）。

（1）头部：呈球形，有复眼、触须、触角各1对。触角长有轮毛，雌蚊的轮毛短而稀，雄蚊的轮毛长而密。喙1根，为细长针状结构的刺吸式口器，从头部的前下方伸出。

（2）胸部：分前胸、中胸、后胸3节。中胸最发达，有1对翅，翅上有无黑白斑是鉴定蚊种的依据。足3对，细长，分5节。

（3）腹部：分11节，最末3节为外生殖器。

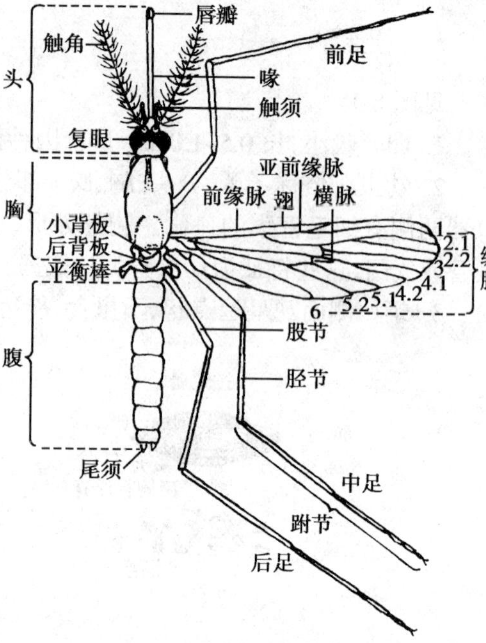

图8-2 成蚊外部形态（雌）

二、生活史与生态

1. 生活史 蚊的发育为全变态，生活史包括卵、幼虫、蛹和成蚊4个时期。雌、雄蚊交配后，雌蚊吸血使卵巢发育，产卵于水中，夏季一般2~3天孵出幼虫，幼虫在水中生活，蜕皮4次变为蛹，蚊蛹不食能动，之后羽化为成蚊。蚊完成生活史需9~15天，一年可繁殖7~8代。

2. 生态

（1）孳生习性：各种蚊虫对孳生环境有不同的选择，一般可分为五种类型：静水型（稻田、芦苇塘等）、缓流型（溪流等）、丛林型（泉潭等）、污水型（下水道、污水坑等）和容器型（树洞、竹筒、盆、罐等积水）。

（2）成蚊交配：成蚊羽化后1~2天便可交配，通常在黄昏或黎明群舞时交配。

（3）吸血习性：雄蚊不吸血，以植物汁液及花蜜为食。雌蚊必须吸血后卵巢才能发育，才能产卵繁殖后代。吸血对象因蚊种而异，大劣按蚊、嗜人按蚊、白纹伊蚊等偏嗜人血；中华按蚊、三带喙库蚊等偏嗜畜血。

（4）栖息与活动：雌蚊吸血后寻找阴暗、潮湿、避风的场所栖息，待血液消化，卵巢成熟。蚊的栖息习性大致可分为家栖型、半家栖型和夜栖型三类。蚊的活动与温度、光照及风力等因素有关。除伊蚊多在白天活动外，多数蚊种在夜晚活动。

（5）季节消长和越冬：蚊的季节消长与温度、湿度和雨量等因素密切相关。越冬可在不同虫期进行，因蚊种而异。在热带、亚热带地区，蚊无越冬现象。

三、与疾病的关系

蚊虫除通过叮刺吸血、骚扰等直接危害人类外，更重要的是作为媒介传播疾病，如疟疾、丝虫病、登革热、黄热病、流行性乙型脑炎等。

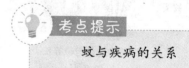

> **考点提示**
> 蚊与疾病的关系

四、防治原则

蚊虫防治应因时因地制宜、标本兼治、治本为主，采取有效合理的综合性措施：

1. 环境治理 改变孳生环境，通过清除积水、疏通下水道、稻田间歇灌溉等措施来达到灭蚊防蚊的目的。

2. 化学防治　小范围喷洒化学杀虫剂。

3. 物理防治　常用方法有安装纱窗、挂蚊帐等。

4. 生物防治　稻田养鱼灭蚊幼虫等。

第三节　蝇

病例

患者，女，32岁。自诉左眼疼痛、有异物感、分泌物多、奇痒。眼科就医，在裂隙灯下检查发现白色虫体，经鉴定，为蝇幼虫，诊断为眼蝇蛆病。经询问病史，患者几天前下班步行回家时，有小飞虫撞到左眼。

请问：1. 蝇蛆可以寄生于人体哪些部位？

2. 蝇还可以导致哪些疾病？

蝇属于双翅目，种类繁多，分布广泛，可传播多种疾病，是重要的医学昆虫。

一、形态

1. 卵　椭圆形或香蕉形，长约1mm，乳白色，常堆积成块状。

2. 幼虫　俗称蛆，圆柱形，前尖后钝，乳白色。

3. 蛹　呈圆筒状，棕褐色或黑色，体表被有蛹壳，不食不动。

4. 成蝇　长3~14mm，呈灰、黑、褐色，有些种类带有金属光泽，全身被有鬃毛。

(1) 头部：呈半球形，有1对复眼，大而明显。头顶部有3个单眼，呈倒三角形排列。触角1对。非吸血蝇类为舐吸式口器（占绝大多数），吸血蝇类为刺吸式口器。

(2) 胸部：前胸、后胸退化，中胸特别发达。翅1对。足3对，末端各有爪及爪垫1对，爪垫发达，分泌黏液，可携带多种病原体。

(3) 腹部：一般仅可见5节，其余退化或衍生为外生殖器。

二、生活史与生态

1. 生活史　蝇的发育为全变态，生活史包括卵、幼虫、蛹和成蝇4个时期（图8-3）。少数蝇类（如麻蝇）为卵胎生，直接产幼虫。雌、雄成蝇交配后，雌蝇在孳生地产卵，夏季一般1天孵出幼虫，幼虫在孳生地觅食，4~8天发育为成熟幼虫，停止摄食，钻入周围干松的泥土中化蛹，之后羽化为成蝇。

2. 生态

(1) 孳生习性：蝇类孳生于腐败有机物中，根据孳生地性质可分为粪便类、腐败动物类、腐败植物类、垃圾类、寄生类5类。蝇种不同，孳生地不同。

(2) 成蝇食性：非吸血蝇类为杂食性，可频繁取食，且边吃、边吐、边排粪，该习性在蝇类传病方面有重要意义。

(3) 栖息与活动：蝇类栖息与活动的场所极为广泛，如垃圾堆、厕所、食堂等。蝇类多在白天活动，夜晚栖息在天花板、电线或绳索上。

(4) 季节消长和越冬:我国常见蝇种的季节分布大致可分为:单峰型,种群密度最高季节在7~9月;双峰型,4~5月出现第一高峰,10~11月出现第二高峰。大多数蝇类以蛹越冬,少数以幼虫或成蝇越冬。

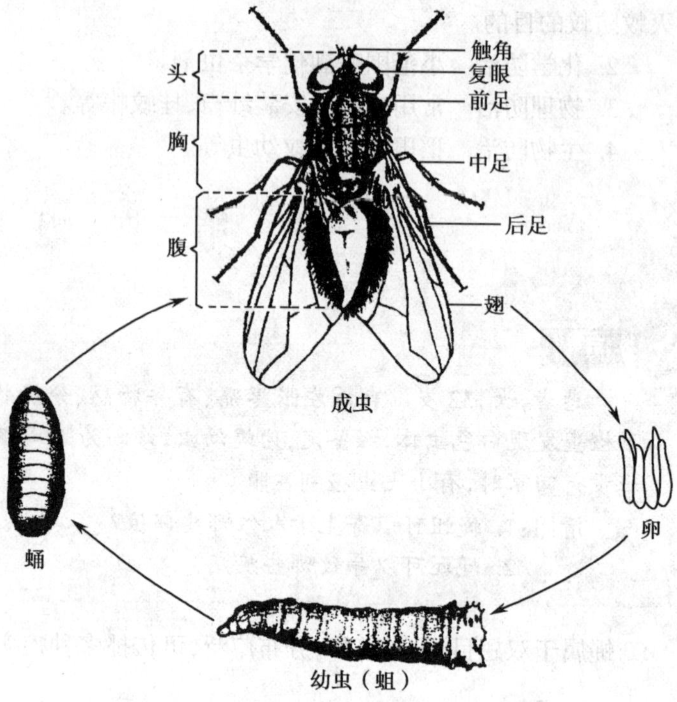

图8-3 蝇生活史

三、与疾病的关系

蝇主要通过机械性携带病原体,污染食物和水源从而传播伤寒、霍乱、阿米巴痢疾、蛔虫病等。此外蝇幼虫寄生于组织或器官引起蝇蛆病,如胃肠蝇蛆病、眼蝇蛆病、皮肤蝇蛆病等。

四、防治原则

与蚊相似,采取综合性防治措施:

1. 环境治理 消除、隔离孳生物等。
2. 化学防治 小范围喷洒化学杀虫剂。
3. 物理防治 直接拍打、黏蝇纸黏捕等。

第四节 蚤

病例

患者,男,30岁,喜好打猎,经常捕获一些野生动物,某日打猎归来后开始发热,2天后病情加重,医治无效死亡,确诊为鼠疫。

请问:1. 患者是如何患病的?

2. 鼠疫如何预防?

蚤俗称跳蚤,属于蚤目,寄生于哺乳动物和鸟类体表,能传播鼠疫等多种疾病。

一、形态

1. 卵 呈椭圆形,长0.4~2.0mm,表面光滑,呈乳白色或淡黄色。
2. 幼虫 呈圆柱形,乳白色,无眼无足,口器为咀嚼式。
3. 蛹 体外有茧,已具有成虫的雏形。
4. 成虫 两侧扁,长1~3mm,棕黄色或棕黑色,体表有向后生长的鬃、毛、刺、栉。头部略呈三角形,有眼或无眼,口器为刺吸式。胸部分3节,无翅,3对足长而发达,善于跳跃。

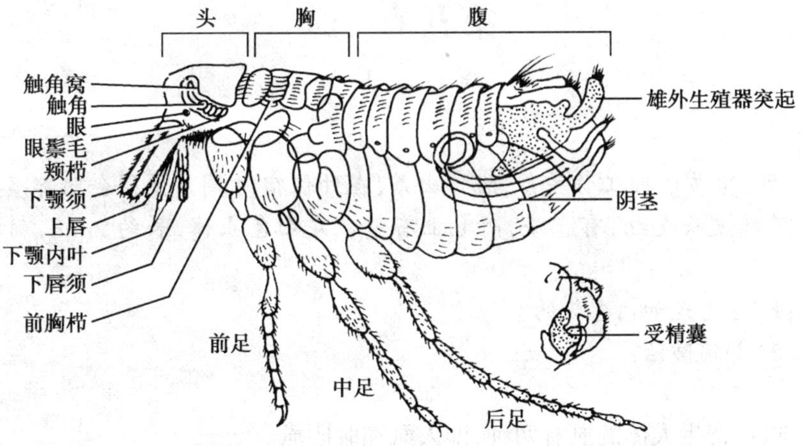

图 8-4 蚤成虫

腹部分 10 节(图 8-4)。

二、生活史与生态

1. 生活史 蚤的发育为全变态,生活史包括卵、幼虫、蛹和成虫 4 个时期(图 8-5)。雌、雄成蚤交配后,雌蚤产卵,温、湿度适宜时,约经 5 天孵出幼虫,幼虫经 2~3 周后吐丝化茧作蛹,蛹期一般 1~2 周,在外界刺激下羽化为成蚤。

2. 生态

(1) 孳生习性:蚤喜欢阴暗、潮湿的环境,一般孳生于居室、巢舍、洞穴等地,宿主广泛。

(2) 吸血习性:雌雄蚤均吸血,吸血活动频繁。

(3) 活动:蚤善于跳跃,可在宿主体表和窝巢内外自由活动。蚤成虫对宿主体温反应敏感,当宿主体温升高或下降时,便很快离开,寻找新的宿主,这一习性在蚤传播疾病上具有重要意义。

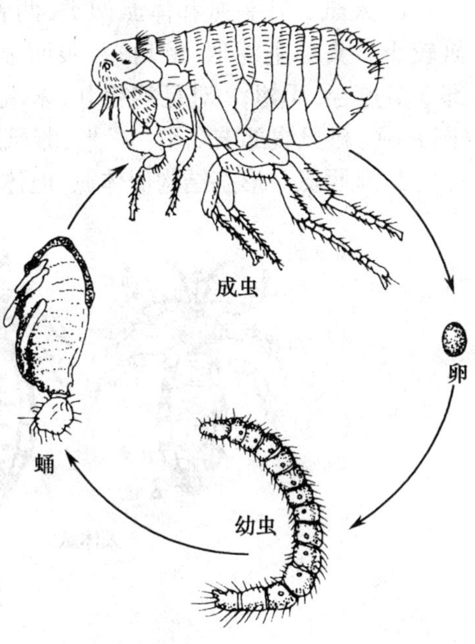

图 8-5 蚤生活史

三、与疾病的关系

蚤除叮刺吸血引起皮肤瘙痒等直接危害外,还能传播鼠疫、地方性斑疹伤寒及绦虫病等。

四、防治原则

加强卫生宣教,搞好居室及禽畜圈窝卫生,消除孳生场所。喷洒化学药物灭蚤。防鼠灭鼠,加强动物管理。加强个人防护。

第五节 虱

病例

患者，男，28岁。因工作关系，经常出差，在外住宿，1周前觉得会阴部瘙痒。来院检查发现阴部皮肤发红，有丘疹，阴毛上有蟹状灰白色虫体，长约2mm，确诊为耻阴虱感染。

请问：1. 患者是如何感染的？

2. 如何防治？

虱属于虱目，寄生人体的虱有两种，即人虱和耻阴虱。

一、形态

1. 人虱 有头虱和体虱两类，两者形态相似，体狭长，呈灰白色，雌虱长约4.4mm，雄虱较小。头部呈菱形，触角短，眼明显，位于触角后方。口器为刺吸式，吸血时伸出。胸部3节愈合，无翅，3对足均粗壮，末端形成强有力的抓握器。腹部呈长椭圆形，分节明显（图8-6）。雄虱腹部末端呈"V"形，雌虱腹部末端呈"W"形。

2. 耻阴虱 形态结构似体虱，但体宽短似蟹（图8-6）。

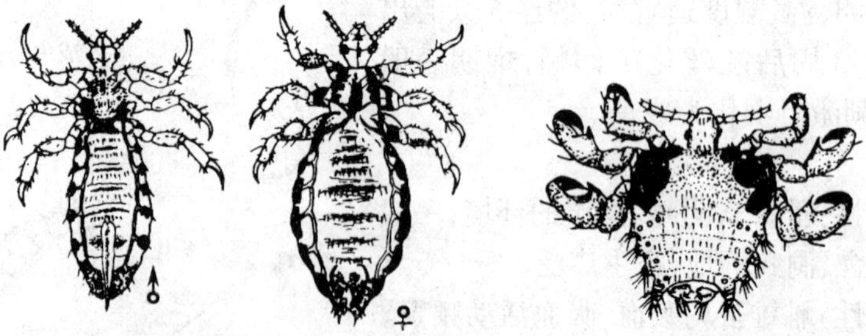

图8-6 虱成虫

二、生活史与生态

1. 生活史 虱的发育为半变态，生活史包括卵、若虫和成虫3个时期（图8-7）。雌、雄虱交配后，雌虱产卵，卵为白色，有黏性，常粘附在衣物纤维或毛发上。卵约经1周孵出若虫，若虫经3次蜕皮发育为成虫。完成一代生活史需23~41天。虱的寿命约1个月。

2. 生态

(1) 产卵习性：头虱主要寄生于人头发上，产卵于发根。体虱主要寄生于贴身衣裤，产卵于衣服的褶皱、裤腰等处。耻阴虱多寄生于阴毛和肛周毛上，但也可寄生于腋毛、眉毛、睫毛甚至胡须上。

(2) 吸血习性：成虱和若虫均吸血，不耐饥饿，每日吸血数次，边吸血边排粪。

(3) 活动与播散：虱对温度和湿度都敏感，当宿主体温升高或下降时，虱即离开宿主，这一习性利于虱的播散和疾病的传播。人虱的播散主要通过直接或间接接触引起，如共用被褥、毛巾等。耻阴虱主要通过性接触传播。

三、与疾病的关系

虱对人体的危害除叮刺吸血等直接危害外，还可传播流行性斑疹伤寒、回归热、战壕热等。

四、防治原则

加强卫生宣教，注意个人卫生，勤洗澡洗发、勤换洗衣服被褥等。灭虱的物理方法有对衣物被褥的蒸煮、冷冻等。化学方法有使用灭虱灵、氯氰酯醇剂等。对头虱和耻阴虱的防治，剃除毛发是一个有效的措施。

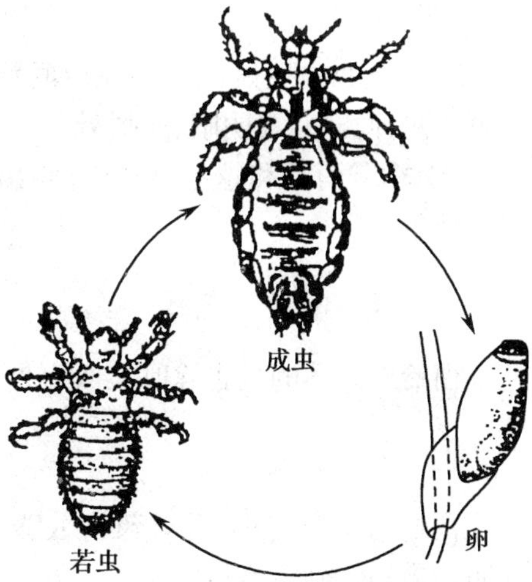

图 8-7 人虱生活史

第六节 白 蛉

病例

患儿，女，2004 年 5 月出生，1 岁时到父亲打工地（新疆石河子市）居住，居住约半年后，患儿出现感冒样症状，并有间歇性发热，自行按感冒治疗，未能痊愈。入院检查：患儿精神欠佳，皮肤略黄，B 超示肝脾大，淋巴结无肿大。骨髓穿刺发现大量杜氏利什曼原虫，确诊为黑热病。

请问：1 患者是如何患病的？

2. 如何预防？

白蛉属于双翅目，是一类体小而多毛的吸血昆虫。

一、形态

成虫体小，长 1.5~4.5mm，淡黄色或棕色，全身密被细毛。头部球形，有 1 对大而黑的复眼，1 对触角细长而明显，口器为刺吸式，雌蛉口器发育完善，雄蛉口器发育不全。胸部多毛，背部隆起呈驼背状，1 对翅狭长而尖，停息时两翅向背面竖立。腹部分节，末端特化为生殖器。

二、生活史与生态

1. 生活史 白蛉的发育为全变态，生活史包括卵、幼虫、蛹和成虫 4 个时期。雌、雄成蛉交配后，雌蛉产卵，适宜条件下，卵约经 10 天孵出幼虫，幼虫分 4 龄，以土壤中的有机物为食，一般经 25~30 天后化蛹，蛹不取食，之后羽化为成虫。

2. 生态

(1) 孳生习性：白蛉发育的早期阶段生活在地下约 10 ㎝的土壤中。

(2) 吸血习性：雄蛉不吸血，以植物汁液为食。雌蛉吸血兼吸植物汁液，吸血对象因蛉种而异。

(3) 活动与栖息：白蛉多在夜间活动，飞行能力较弱，活动范围一般在30m内。有家栖和野栖两种类型，喜阴暗、避风处。

(4) 季节消长和越冬：白蛉每年出现的时间较短，约4个月。以4龄幼虫潜藏在浅表土层中越冬。

三、与疾病的关系

白蛉对人体的危害除叮刺吸血外，还能传播多种疾病如黑热病、白蛉热等。

四、防治原则

白蛉活动范围小，且对药物敏感，所以宜采用以药物杀灭白蛉为主，结合环境治理和个人防护措施达到防治目的。

本章小结

医学节肢动物主要包括昆虫纲和蛛形纲，其主要形态特征是体与附肢均分节，对人类的危害除了叮刺吸血、寄生等直接危害外，更重要的是可携带病原体，传播多种疾病。防治应采取以环境治理为主的综合防治。

昆虫纲主要形态特征是虫体分头、胸、腹三部，触角1对，足3对。与医学有关的常见种类有蚊、蝇、蚤、虱、白蛉等，其生活史、生态、所致疾病见表8-2。

表8-2 常见医学昆虫生活史、生态和所致疾病

虫种	生活史	孳生地	食性	所致疾病
蚊	全变态	稻田、溪流、泉潭、污水坑、树洞积水	刺吸人、畜血	疟疾、丝虫病、登革热、流行性乙型脑炎
蝇	全变态	粪便、腐败动植物、垃圾	杂食性	伤寒、霍乱、阿米巴痢疾、蝇蛆病
蚤	全变态	居室、巢舍、洞穴	吸血	鼠疫、地方性斑疹伤寒及绦虫病
虱	半变态	贴身衣裤、毛发	吸血	流行性斑疹伤寒、回归热、战壕热
白蛉	全变态	洞穴、人房等处的疏松土壤	吸血、植物汁液	黑热病、白蛉热

(李 芳)

目标测试

A1型题

1. 不属于节肢动物引起的直接危害是

A. 吸血　　B. 寄生于人体内　　C. 传播疾病

D. 毒害　　E. 超敏反应

2. 蝇的食性多属于

A. 肉食性　　B. 杂食性　　C. 捕食性

D. 草食性　　E. 吸血性

3. 蝇类传病的主要途径是通过

A. 污染食物、水源　　B. 皮肤　　C. 鼻腔

D. 叮刺吸血　　E. 伤口

4. 传播鼠疫的昆虫是

A. 蚊　　B. 蝇　　C. 蚤

D. 蜱　　E. 虱

5. 下列医学昆虫中,属于不完全变态的是

A. 白蛉　　B. 蚤　　C. 蚊

D. 蝇　　E. 虱

B1 型题

A. 白蛉　　B. 蚤　　C. 蚊

D. 蝇　　E. 虱

6. 传播阿米巴原虫的节肢动物是

7. 传播疟原虫的是

A. 蚊　　B. 蚤　　C. 虱

D. 蝇　　E. 白蛉

8. 丝虫的传播媒介是

9. 杜氏利什曼原虫的传播媒介是

第九章 蛛 形 纲

学习目标

1. 掌握　常见蜱、螨的主要形态特征。
2. 熟悉　常见蜱、螨的生活史、生态及其与疾病的关系。
3. 了解　常见蜱、螨的防治原则。

蛛形纲中与人类疾病有关的有蝎亚纲、蜘蛛亚纲和蜱螨亚纲，其中蜱螨亚纲最重要。

第一节　蜱

病例

患者，男，32岁，伐木工人，某日去森林伐木，回家后发现右侧腋窝有3个约花生大小的虫子叮附在腋窝皮肤上，随即将虫子强行拔下，未引起重视。1周后、突然出现高热、恶心、呕吐、剧烈头痛等症状，立即就医，被诊断为“森林脑炎”。

请问：蜱类主要传播哪些疾病？

蜱寄生于体表，根据躯体背面有无坚硬的盾板。将其分为硬蜱和软蜱两类。

一、形态

1. 硬蜱　圆形或长圆形，暗褐色，体长2~15mm，吸饱血后虫体胀大。虫体分颚体和躯体两部分。颚体位于躯体前端，从背面可见。躯体背面有盾板，雄蜱的盾板几乎覆盖整个躯体，雌蜱的盾板小(图9-1)。腹面有足4对，第1对足末端有哈氏器，有嗅觉功能。

2. 软蜱　基本形态结构似硬蜱，但颚体小，位于躯体前部腹面，从背面看不见。躯体背面无盾板。雌雄外观相似，不易区别。

二、生活史与生态

1. 生活史　蜱的生活史包括卵、幼虫、若虫和成虫4个时期。成虫吸血后交配，在土壤表层缝隙中产卵，在适宜条件下，卵经2~4周孵出幼虫，幼虫寻觅宿主吸血蜕皮为若虫，若虫再吸血蜕皮后发育为成虫。

2. 生态

(1) 产卵及孳生：蜱的产卵地常为树根、草根、畜舍等处的表层缝隙。硬蜱多生活在森林、

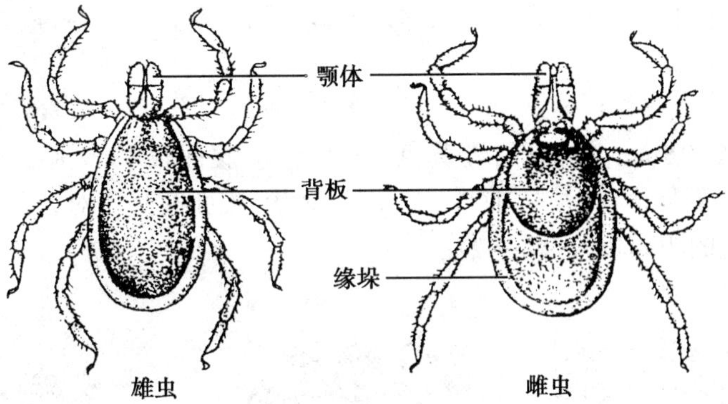

图 9-1 硬蜱成虫

草原、牧场等地。软蜱多生活于宿主巢穴。

(2) 吸血习性：蜱的幼虫、若虫、雌雄成虫均吸血。硬蜱多在白天吸血，吸血时间长；软蜱多在夜间吸血，吸血时间短。

(3) 宿主范围及宿主更换：蜱的宿主广泛，包括哺乳类、鸟类、爬行类等。蜱的嗅觉敏锐，可主动寻觅宿主，多寄生于宿主皮肤较薄、不易被搔抓的部位。蜱在生活史中有更换宿主的现象，这一习性在传播疾病方面有重要意义。

(4) 季节消长和越冬：多数蜱种在春、夏、秋季活动，多在栖息场所越冬，越冬的虫期因种而异。

三、与疾病的关系

蜱叮刺吸血后可使宿主皮肤局部出现充血、水肿等，有些蜱唾液中所含神经毒素可引起蜱瘫痪，此外还可传播一些蜱媒病如森林脑炎、新疆出血热、蜱媒回归热等。

四、防治原则

应采取个人防护、环境治理、化学杀灭等进行综合防治。进入有蜱区应穿长袜长靴、防护服等，裸露皮肤涂擦驱避剂。清除杂草，清理畜禽圈舍，捕杀啮齿动物等。使用化学杀虫剂灭蜱。

第二节 人 疥 螨

病例

患儿，女，6 岁，两周前到亲戚家居住，回家后渐觉全身起疹、瘙痒，夜间尤甚。就医检查发现：全身散在粟粒样丘疹，指间、前臂屈侧、脐周等处多见。病原学检查找到疥螨，诊断为疥疮。

请问：1. 疥疮的典型症状是什么？

2. 疥疮是怎样在人群中传播的？

疥螨是一种永久性寄生螨，寄生于人体的疥螨为人疥螨，可引起疥疮。

一、形态

虫体小，长 0.2~0.5mm，类圆形，乳黄色，背面隆起，腹面较平，无眼，无气门。虫体分颚体和躯体两部分。颚体短小，位于前端。躯体呈囊状，腹面有足 4 对，粗短，圆锥形，前两对足与后两对足之间的距离较大(图 9-2)。

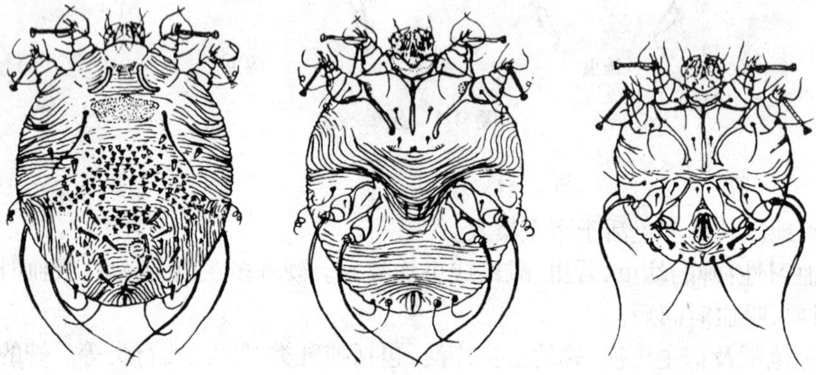

图 9-2　人疥螨成虫

二、生活史与生态

1. 生活史　疥螨的生活史包括卵、幼虫、前若虫、后若虫和成虫 5 个时期。雄性成虫和雌性后若虫于夜间在宿主皮肤表面交配后，雌性后若虫钻入宿主皮内，蜕皮发育为成虫，2~3 天后产卵，3~5 天后孵出幼虫，幼虫很活跃，经 3~4 天蜕皮发育为前若虫，又经 2~3 天蜕皮发育为后若虫。雄性若虫只有 1 期，雌性有 2 个若虫期。

2. 生态　人疥螨多寄生于人体皮肤柔软薄嫩处，常见于指间、肘窝、腋窝、腹股沟、外生殖器等处。婴幼儿可波及全身。虫体在表皮角质层内寄生，以角质组织和淋巴液为食，并挖掘一条与皮肤平行的隧道(图 9-3)。

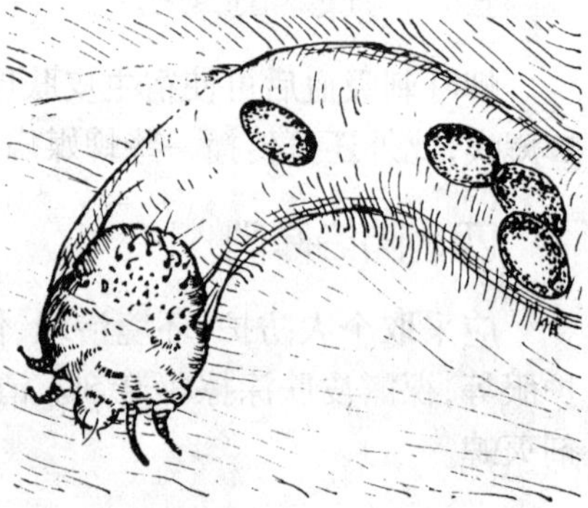

图 9-3　皮肤隧道中的疥螨和虫卵

三、与疾病的关系

疥螨寄生人体皮肤导致疥疮。致病机制是其挖掘隧道时的机械性刺激，以及分泌物、排泄物和死亡虫体引起的超敏反应。临床表现为皮肤上出现的散在性针头大小淡红色丘疹，此外还可有小水泡、疥疮结节及隧道等。剧烈瘙痒是疥疮最突出的症状，尤以夜间睡眠时为甚，影响睡眠和健康。患者常因搔破皮肤而引起继发性感染，如脓疱疮、毛囊炎和疖肿等。疥疮的传播可通过与患者握手、同床睡眠等直接接触传播，也可通过与患者共用被服、毛巾等间接接触传播。

四、实验诊断

结合病史作出初步诊断。确诊最可靠的方法是病原学方法。首选针挑法取出疥螨再镜检,或者用刀片刮取患处皮肤,取刮出物镜检;其次用解剖镜直接观察皮损部位,可快速诊断。

五、防治原则

应以预防为主,注意个人卫生,避免与患者直接接触,不使用患者的衣、被、毛巾等用具。发现患者及时治疗,常用药物有10%硫磺软膏、复方甲硝唑软膏、伊维菌素等,用药前先清洗患处,然后涂擦。

第三节 蠕 形 螨

病例

患者,女,21岁,因面部皮肤出现红色丘疹、瘙痒来医院就诊。体检发现患者鼻尖、鼻翼两侧、颊部、眉间等处皮肤弥散性潮红,并可见散在针尖大小丘疹及脓疱。采用痤疮压迫器检查发现大量蠕形螨。

请问:1. 蠕形螨可以引起哪些皮肤病?

2. 如何治疗蠕形螨病?

蠕形螨俗称毛囊虫,是一种小型的永久性寄生螨,寄生于人体的有毛囊蠕形螨和皮脂蠕形螨两种,引起蠕形螨病。

一、形态

1. 毛囊蠕形螨　细长呈蠕虫状,乳白色,半透明,长0.1~0.4mm,雌螨略大于雄螨。身体分颚体、足体和末体三部分。颚体宽短呈梯形,口器为刺吸式。足体有足4对,粗短呈芽突状。末体较长,约占体长的2/3以上,末端钝圆(图9-4)。

2. 皮脂蠕形螨　与毛囊蠕形螨形态结构基本相似,身体较粗短,末体占体长的1/2,末端略尖呈锥形(图9-4)。

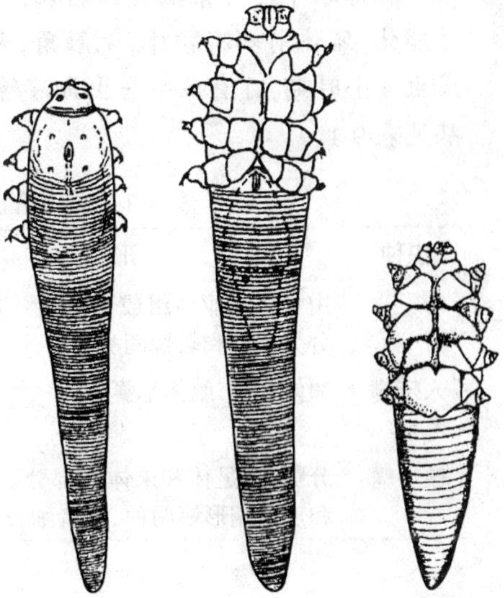

图9-4　蠕形螨

A. 毛囊蠕形螨雄虫;B. 毛囊蠕形螨雌虫;C. 皮脂蠕形螨

二、生活史与生态

1. 生活史　蠕形螨的生活史包括卵、幼虫、前若虫、若虫和成虫5个时期。雌雄虫交配后,雄虫死亡,雌虫产卵于毛囊或皮脂腺内,虫卵约经60小时孵出幼虫,幼虫约经36小时蜕皮为前若虫,再经72小时发育为若虫,若虫静止约60小时蜕皮为成虫。完成一代生活史约需 15 天。雌螨寿命 4 个月以上。

> 考点提示
> 蠕形螨的主要寄生部位

2. 生态　蠕形螨主要寄生于人体颜面部，如前额、鼻尖、鼻唇沟、下颌等处，也可寄生于肩背、胸部、阴部、肛门等处。毛囊蠕形螨常数个寄生于毛囊内，皮脂蠕形螨常单个寄生于皮脂腺内，以细胞、皮脂为食。蠕形螨发育的最适温度为 37℃，当宿主体温升高或降低时，虫体爬出。

三、与疾病的关系

绝大多数蠕形螨感染者无明显症状，部分有痒感、烧灼感。常见的临床表现为患处皮肤出现潮红、丘疹、脱屑、毛囊口扩大、表面粗糙、凹凸不平等。严重者可引起痤疮、疖肿等。人体感染蠕形螨主要通过直接接触传播，也可通过共用毛巾、脸盆等间接接触传播。

四、实验诊断

根据病史和临床症状作出初步诊断。病原学检查常用挤压涂片法、透明胶纸法从毛囊或皮脂腺分泌物中检查蠕形螨。前者简单快捷，但容易损伤皮肤，检出率不高；后者简单、安全，检出率高。

五、防治原则

预防蠕形螨感染要注意个人卫生，避免与患者直接接触及共用洗脸用具等。外用治疗药物有 10% 硫磺软膏、甲硝唑霜、伊维菌素等。口服药物有甲硝唑等，应与外用药联合使用。

本章小结

蛛形纲中与传染病关系密切的是蜱与螨，其主要形态特征为头胸腹愈合为一整体，称躯体，躯体前端有颚体，无触角，无翅，成虫有足 4 对。生活史一般有卵、幼虫、若虫和成虫 4 个时期，可有多个若虫期。蜱、人疥螨、蠕形螨的形态特征、主要寄生部位、所致疾病见表 9-1。

表 9-1　蜱、螨的形态特征、主要寄生部位和所致疾病

虫种	形态特征	主要寄生部位	所致疾病
蜱	由颚体和躯体组成，根据躯体背面有无盾板分为硬蜱和软蜱两类	宿主体表	蜱瘫痪、森林脑炎、新疆出血热、蜱媒回归热
人疥螨	颚体短小，躯体呈囊状	皮肤薄嫩处（表皮层内）	疥疮（瘙痒，夜间尤甚）
蠕形螨	分颚体、足体和末体三部分。有毛囊蠕形螨和皮脂蠕形螨两种，前者细长，后者较粗短	颜面部（毛囊或皮脂腺内）	蠕形螨病（大多数无明显症状）

（李　芳）

目标测试

A1 型题

1. 关于蜱预防措施的描述错误的是
   A. 穿防护服　B. 喷洒药物　C. 勤洗衣被
   D. 环境治理　E. 涂驱避剂
2. 疥螨的主要传播方式是
   A. 经空气传播　B. 经输血传播　C. 经媒介昆虫传播
   D. 经接触传播　E. 经食物传播
3. 防治疥疮无效的措施是
   A. 注意饮食卫生　B. 避免与患者直接接触　C. 勤洗澡、勤换衣
   D. 对患者衣物作消毒处理　E. 硫磺软膏涂患处
4. 蠕形螨感染最常见的部位是
   A. 颜面部　B. 颈部　C. 胸部
   D. 腹部　E. 四肢

B1 型题

A. 人体皮肤表皮层内　B. 肺　C. 生殖系统
D. 毛囊和皮脂腺　E. 胃肠道

5. 人疥螨寄生于
6. 蠕形螨寄生于

第五篇　寄生虫检验技术

第十章　显微镜使用与保养

学习目标

掌握　显微镜的基本结构、使用方法及保养。

一、显微镜的结构

显微镜的基本结构包括机械部件、光学系统。

1. 机械部件　主要包括调焦系统、载物台和物镜转换器等运动部件以及底座、镜臂、镜筒等支持部件。

2. 光学系统　主要包括目镜、物镜、聚光器、光栅和电光源(或反光镜)组成的照明装置。物镜镜头分别标示有:4×、10×、40×、100×。

二、显微镜的使用与保养

寄生虫检验技术最常用的仪器是显微镜,学生应熟练掌握显微镜的使用与保养。

(一) 显微镜的使用

1. 对光　打开光栅,调节光源电位器(或转动反光镜),使光线集中于聚光器。可根据需要,上下移动聚光器和缩放光栅,以获得最佳光度。一般情况下,使用低倍镜或观察未染色标本时光线宜弱,聚光器下降并适当地缩小光栅,使光度减弱。使用高倍镜、油镜或观察染色标本时光线宜强,应将显微镜亮度开关调至最亮,光栅完全打开,聚光器上升至与载物台相平,同时调节双目瞳距及屈光度。聚光器孔径光栅外环上标有4、10、40、100等数字,当使用不同分倍率物镜时将光栅调节环移至相应数字位置。

2. 标本放置　将玻片标本正面朝上放在载物台上,用压片夹固定。

3. 视野选取　调节载物台移动器将标本要观察的视野移至物镜下,先用低倍镜观察玻片标本,将需要进一步放大的区域移至视野中心,再用高倍镜或油镜观察。

4. 油镜观察

(1) 油镜的原理:滴加镜油是为了减少光线通过玻片与物镜之间的空气时所引起的折射现象。如射入镜筒的光线过少,物像不清晰,如在玻片与物镜之间滴加与玻璃折光率相似的香柏油,可避免上述现象使物像清晰。

(2) 操作步骤:一手旋转物镜转换器将低倍镜旋开,另一手在玻片待检部位滴加一滴香柏油,然后转换油镜观察。眼睛应从侧面观察,缓缓转动粗调节器,使载物台徐徐上升(或使镜筒渐渐下降),直至油镜头浸没至油中(油镜头几乎和标本片接触,但两者切勿相碰,以免损坏镜头或压碎标本片)。然后双眼移至目镜,一面观察,一面反方向缓慢地转动粗调节器(下降载物台,或上升镜筒),当看到模糊物像时,换用细调节器转动至物像完全清晰为止。如需观察其他视野,可调节移动器使标本片上下左右方向移动。

5. 记录 观察标本时,宜两眼同时睁开,以减少疲劳。如为单目镜最好用左眼看目镜,右眼配合绘图或记录。

(二) 显微镜使用注意事项

1. 光线强弱的调节 一般情况下,用低倍镜或观察未染色标本时光线宜弱,如观察蠕虫卵或活滋养体标本时光线宜弱;用高倍镜、油镜或观察染色标本时光线宜强,如观察原虫染色标本时光线宜强。光线强弱可通过聚光器、光栅、反光镜进行调节。若为电光源显微镜,则需调节光源电位器来控制光线亮度。

2. 镜头的选择 观察蠕虫卵时一般先用低倍镜找到视野后换用高倍镜;观察幼虫、小型成虫以及节肢动物等选用低倍镜;观察单细胞原虫染色标本先用高倍镜再换油镜。

3. 物镜的转换 变换不同倍率物镜时,切勿直接扳动物镜转动。应手持物镜转换器的齿纹部分来转动转换器,使物镜准确定位。使用油镜之前,必须先经低、高倍镜观察,根据欲观察标本的形态、大小、主要结构找到视野后,转高倍镜或油镜仔细辨认。应尽量避免直接用高倍镜或油镜盲目查找。如转换物镜后观察不到物体,可能出现的原因:①低倍镜下未将欲观察的标本移至视野中心;②标本片放反(即有标本的一面朝下),应放正标本后重新操作。

4. 调节器及移动推进器的使用 使用油镜找到视野时,切不可调动粗调节器,以免压碎玻片和损伤镜头。使用推进器时,应遵循上下左右方向移动,要按顺序镜检,以免遗漏而影响检查结果。

5. 其他 物镜或目镜不得随意卸下,以防止灰尘落入镜筒内,不准擅自拆卸显微镜的其他任何部件,以免损坏。

(三) 显微镜保养

1. 保护油镜 观察完毕,应提高镜筒,将油镜头扭向一侧,再取下标本片。油镜头使用后,应立即用擦镜纸(切勿用布类或其他纸类)擦净镜头上的油。如油已干或透镜模糊不清时,用擦镜纸蘸少许无水乙醇和乙醚的混合液(3:7)擦净,并用擦镜纸擦去乙醚。然后将物镜转成“八”字或“品”字形排列,聚光器稍下降,以防止物镜头直接接触载物台或聚光器而损坏光学镜片。

2. 调节螺旋 螺旋是显微镜机械装置中较精细又容易损坏的元件,拧到了限位以后决不能强拧。

3. 关闭电路 新型一体光源的显微镜有调节光强度的旋钮,每次使用显微镜结束时将此旋钮旋至弱光源,关闭电源,以防止下次通电时损坏电路保险。

4. 合理存放 显微镜应放置在干燥避光的地方,罩上镜套,防尘、防霉,防曝晒。

(梁惠冰 李 芳)

第十一章 粪便检查

学习目标

1. 掌握 粪便检查的操作步骤及注意事项。
2. 熟悉 粪便检查的基本原理。

粪便检查就是从粪便取材，查找寄生虫的某一发育阶段如虫卵、幼虫、滋养体、包囊等。是寄生虫检验中的重要病原学检查方法。粪便检查寄生虫的技术方法很多，在此仅介绍最常用的方法。

一、生理盐水直接涂片法

此法适用于多种蠕虫卵尤其是蛔虫卵以及原虫滋养体的检查。

1. 基本原理 用生理盐水稀释粪便，一方面在等渗环境条件下寄生虫可以保持原有的形态与活力，一方面能使与粪便粘附在一起的寄生虫分散于涂片中，充分显示其形态结构，从而有利于识别。

2. 操作步骤 在一张洁净的载玻片中央滴加生理盐水 1~2 滴，用竹签选择粪便的可疑部分，或挑取不同部位的粪便约火柴头大小，在生理盐水中调抹均匀，剔除粗大颗粒和纤维，镜检。镜检时，应先在低倍镜下观察，如发现生物体或可疑物时，需加盖玻片，再调至高倍镜下进一步观察。

3. 注意事项

(1) 检查蠕虫卵时要注意：①粪膜厚度：粪便的取材量与滴加生理盐水的量应适宜，粪膜要均匀，厚度要以透过粪膜能隐约辨认报纸上的字迹为宜，过厚或过薄都会影响检出率；②加盖玻片的方法：加盖玻片时，应持好盖玻片，使之与载玻片成一角度，然后接触液滴边缘，并轻轻放下盖玻片到载玻片上，以避免产生气泡；③镜检顺序：镜检要从粪膜一侧边缘开始，以纵向或横向移动方式检查全部盖玻片范围，不能漏检任何一个视野；④光线强度：根据所检查虫卵透明度的不同，适当调整光线强度，如观察无色透明的虫卵光线要弱，以免影响检出效果；⑤注意与粪便中异物的区别；⑥粪检中若发现有意义的成分如红细胞、白细胞和夏科 - 雷登结晶等应记录；⑦虫卵的报告方式：未找到者注明“未找到虫卵”，找到一种报告一种，找到几种报告；⑧要具备生物安全意识，将检查完的玻片投入 5% 来苏尔液消毒缸内，粪便盒及竹签放入污物桶内，避免污染环境。

(2) 检查原虫滋养体还应该注意：①粪膜要更薄而均匀；②盛放标本的器皿要干净，不能混有尿液和消毒剂等；③寒冷季节应注意保温，以保持滋养体的运动活力；④尽量在治疗前送检标本。

二、碘液染色直接涂片法

此法主要用于检查原虫的包囊。

1. 基本原理　通过碘液染色,原虫的包囊及其不同的结构显示不同的特点,在显微镜下容易被识别。染色后的包囊为黄色或棕黄色,糖原团为棕红色,囊壁、核仁和拟染色体均不着色。

2. 操作步骤　即以碘液代替生理盐水,操作过程同生理盐水直接涂片法。

3. 注意事项　①滴加碘液不宜太多、太浓,否则粪便凝成团块,包囊折光性降低,不利于观察;②观察成熟包囊时,由于拟染色体与糖原团消失,而且细胞核多而小,结构不够清晰,因此鉴定种类的难度加大,观察时要特别加以注意。

三、饱和盐水漂浮法

此法适用于检查各种线虫卵,尤以检查钩虫卵效果最好,也可用于检查带绦虫卵和微小膜壳绦虫卵,但不适于检查吸虫卵和原虫包囊。

1. 基本原理　比重较小的虫卵在比重较大的饱和盐水中漂浮,虫卵浓集于液面,从而可以提高检出率。

2. 操作步骤　见图 11-1。

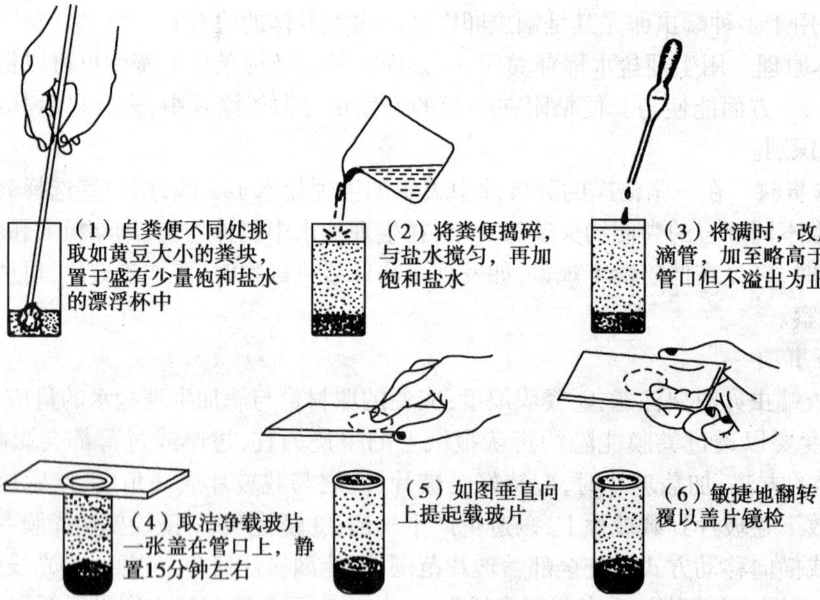
（1）自粪便不同处挑取如黄豆大小的粪块，置于盛有少量饱和盐水的漂浮杯中
（2）将粪便捣碎，与盐水搅匀，再加饱和盐水
（3）将满时，改用滴管，加至略高于管口但不溢出为止
（4）取洁净载玻片一张盖在管口上，静置15分钟左右
（5）如图垂直向上提起载玻片
（6）敏捷地翻转，覆以盖片镜检

图 11-1　饱和盐水漂浮法

3. 注意事项　①操作时将漂浮杯放入搪瓷盘内,以免污染桌面;②加饱和盐水的量不要太多或太少,以盖上玻片后没有气泡又不溢出为宜;③翻转载玻片时,弧度要大且迅速,勿使液体流失而影响检查效果;④检查完毕后的小瓶及载玻片,用清水洗净后置于 5% 来苏尔液内消毒。

四、加藤厚涂片法

此法是世界卫生组织推选使用的方法。适用于各种蠕虫卵的定性与定量检查。

1. 基本原理　利用定量板采集定量粪便，可进行虫卵计数，进行感染度分析；甘油 - 孔雀绿可以使粪膜透明，从而使粪渣与虫卵产生鲜明对比，便于光线透过和镜检，而且孔雀绿还能使视野光线柔和，眼睛不易产生疲劳。

2. 操作步骤　在载玻片中央部位放置带孔平板，将已用 100 目 / 吋的尼龙网或铜丝筛除去粗渣的粪便填满平板孔；掀起带孔平板，在粪便上覆以浸透甘油 - 孔雀绿溶液的玻璃纸条，轻压，使粪膜铺成椭圆形；将载玻片置室温下一至数小时或置于 40℃温箱或直射阳光下数分钟，待粪膜稍干并透明后再做镜检；根据带孔平板的大小与粪便的性状计算每克粪便中的虫卵数（EPG）。

3. 注意事项　①掌握粪膜的厚度和透明时间：若粪膜厚，透明时间短，虫卵难以发现，而透明时间过长则虫卵变形，不易辨认，如检查钩虫卵时，透明时间宜在 30 分钟以内；②把握不同虫卵的观察时间：本法制片可以在相当长时间内保存蛔虫卵和鞭虫卵，血吸虫卵也可保存数月，但钩虫卵在制片后 30~60 分钟就难以看清或不能看到。

五、自然沉淀法

此法用于比重较大的蠕虫卵和原虫包囊的检查，尤其适合于有卵盖吸虫卵的检查。而有些比重较小的虫卵如钩虫卵，用此法检查效果不佳。

1. 基本原理　利用虫卵和包囊的比重比水大，虫卵和包囊在水中因重力的作用自然下沉，使粪便中的虫卵和包囊浓集；粪便经过滤去除了较大的粗渣，而水洗可以清除悬浮的碎屑和细菌，镜下观察标本时视野清晰，所以检出效果比较理想。但本法费时、费水，操作繁琐。

2. 操作步骤　①取粪便 20~30g 放入烧杯内，加入 10~20 倍的清水，充分搅拌成混悬液；②用 40~60 目 / 吋铜丝筛或两层纱布滤入 500ml 的锥形量杯中，再加清水冲搅筛网上的残渣，尽量使粘附在粪渣上的虫卵被冲入量杯；③于锥形量杯中加水至 500ml 处，静置 25~30 分钟（若收集原虫包囊则需要静置 6~8 小时）；④缓慢倾去上清液，重新加满水，以后每隔 15~20 分钟换水 1 次（检查原虫包囊换水间隔为 6 小时），如此反复数次（一般为 2~3 次），至上清液清澈为止；⑤倾去上清液，取沉渣涂片镜检。

3. 注意事项　①粪便要尽量搅碎，粪浆调制好后再过滤；②注意检查蠕虫卵与原虫包囊的换水时间不同；③倾倒上层粪液时切勿摇动致沉渣泛起，避免虫卵和包囊随上清液流失。

（李　芳）

第十二章　分泌物检查

学习目标

1. 掌握　分泌物检查的操作步骤及注意事项。
2. 熟悉　分泌物检查的基本原理。

某些寄生虫的发育阶段可寄生于呼吸系统或泌尿生殖系统中，随痰液、阴道分泌物等排出或存在于其中。因此检查分泌物中的寄生虫是相关寄生虫感染的重要病原学诊断依据。

一、痰液检查

（一）痰液直接涂片法

主要适用于卫氏并殖吸虫卵及溶组织内阿米巴大滋养体的检查。此法操作简便，但由于取标本量少，检出率低，容易漏检，因此应连续检查三次。

1. 基本原理　用生理盐水作为稀释剂，可保持虫卵或滋养体原有的形态结构，并且通过涂抹稀释作用，使虫卵或滋养体分散开来，便于观察。

2. 操作步骤　在载玻片上加1~2滴生理盐水，挑取少许痰液，涂成薄膜，加盖玻片镜检。

3. 注意事项　①痰液最好来自气管深处，不应混有唾液及鼻咽分泌物，一般是在患者清晨起床后，将痰液用力咳出；②盛痰液的容器须干燥洁净，无其他污染物；③选择痰液的脓样或血样部分涂片；④滴加生理盐水的量视痰液的稀稠情况而定，不宜过多或过少，涂片宜薄而均匀，加盖玻片时，不要有气泡；⑤检查溶组织内阿米巴大滋养体时，标本应立即检查，寒冷季节还要注意保温，镜检时注意与上皮细胞、白细胞及巨噬细胞相区别；⑥镜检时发现有夏科 - 雷登结晶及红细胞、白细胞、嗜酸性粒细胞等有意义的成分，应记录。

（二）消化沉淀法

主要适用于卫氏并殖吸虫卵、蛔虫幼虫、钩虫幼虫、粪类圆线虫幼虫、细粒棘球蚴原头蚴的检查。此法检出率较高。

1. 基本原理　用10%NaOH代替生理盐水作为稀释剂，可溶解脂肪性物质，使虫卵或虫体分散开来，镜下视野清晰，便于观察。

2. 操作步骤　收集患者24小时痰液，置于烧杯中，加等量10%NaOH溶液用竹签或玻璃棒搅匀，置37℃温箱中，2小时后痰液被消化为稀液状。将其放入离心管中，以1500r/min离心5~10分钟，弃上清液，用滴管吸取沉渣涂片镜检。

3. 注意事项　①痰液最好来自气管深处，不应混有唾液及鼻咽分泌物；②盛痰液的容器须干燥洁净，无其他污染物；③ NaOH溶液与痰液要充分搅匀，消化时间要充足。

二、阴道分泌物检查

阴道分泌物中主要可查见阴道毛滴虫，偶尔可查到雌蛲虫或蛲虫卵。在此主要介绍生理盐水直接涂片法，此法是临床上检查阴道毛滴虫的常规方法。

1. 基本原理　用生理盐水作为稀释剂，可保持虫体原有的形态结构，并且虫体在混悬液中，借鞭毛和波动膜做旋转运动，容易观察。

2. 操作步骤　取洁净载玻片，滴 1~2 滴温生理盐水，再取阴道分泌物与生理盐水混合，覆以盖玻片镜检。高倍镜观察，可见滋养体似水滴样，无色透明或微蓝绿色，有折光性，做迅速的螺旋运动，同时可见其周围的白细胞等被推动。

3. 注意事项　①涂片不宜过厚，注意保温；若室温比较低，可将载玻片在酒精灯的火焰上迅速来回数次略加温，以保持虫体的运动活力，使之易与其他细胞鉴别。②标本及污染物品消毒后要妥善处理。③操作中应预防感染。

（李　芳）

第十三章　血液检查

学习目标

1. 掌握　血液检查的操作步骤及注意事项。
2. 熟悉　血液检查的基本原理。

疟原虫寄生于人体红细胞内，而寄生于淋巴系统的丝虫所产生的微丝蚴多数随淋巴液进入血液循环，因此血液取材检查可以诊断疟疾和丝虫病。

一、微丝蚴厚血膜法

此法是诊断丝虫病最常用的方法。

1. 基本原理　丝虫的微丝蚴具有夜现周期性，故夜晚进行末梢采血，经制片、染色、镜检可以检查微丝蚴的有无及其种类。

2. 操作步骤　①采血：采血时间应在晚9时至次晨2时之间进行。采血前让患者躺卧片刻。②血膜制片：取耳垂或指尖血三大滴（约60μl），滴于洁净的载玻片中央，用另一载玻片的一角将血液涂成直径1.5~2.0cm圆形或2.5cm×1.5cm长方形厚血膜，要求边缘整齐，厚薄均匀。自然干燥后加水溶血数分钟，待血膜呈乳白色后倾去水。③染色：若要鉴定虫种，血膜应晾干后染色镜检。根据需要不同可分别选用瑞氏或姬氏染色。瑞氏染色法的具体操作为用蜡笔在血膜上画好染色范围，以防滴加染液时外溢，滴染液使其覆盖血膜，30秒至1分钟后加等量蒸馏水，轻轻摇动载玻片，使蒸馏水和染液混合均匀，此时出现一层金属铜色浮膜，3~5分钟后用水缓慢从玻片一端冲洗（注意勿先倒去染液或直对血膜冲洗），至血膜呈现紫灰色为止，晾干后镜检。姬氏染色法的具体操作为取姬氏染色原液，用pH 7.0~7.2的缓冲液稀释10~20倍。用蜡笔画出染色范围，将稀释的姬氏染液滴于厚血膜上，染色约半小时（室温），再用上述缓冲液冲洗，晾干后镜检。④镜检：如对未染色血膜进行检查，则在血膜未干时，镜检寻找微丝蚴。低倍镜下，虫体无色透明，反光性较强，呈线状，头端钝圆，尾端尖细，具有不同形状的弯曲；如对染色血膜进行检查，则在低倍镜检获虫体后再在高倍镜或油镜下进一步观察，鉴别虫种。

3. 注意事项　①染色方法的选择：瑞氏染色操作简便、快速，适合临床病例的诊断，而姬氏染色效果好，虫体内部结构特征清晰，有利于虫种的鉴定，适合于教学与流行病学调查。②镜检未染色血膜时应注意微丝蚴与其他纤维物质的鉴别，微丝蚴具有特定的结构特征，而纤维物质长短粗细不等，边缘不整齐，两端呈折断状，内部常有纵行条纹，无体细胞。

二、疟原虫厚、薄血膜涂片法

厚、薄血膜法是诊断疟原虫感染最常用、最可靠的方法。

1. 基本原理　疟原虫寄生于红细胞内，末稍血管采血后，经制片、染色，在显微镜下观察，根据疟原虫的形态特征可鉴别疟原虫的虫种及虫期。

2. 操作步骤　①采血：采血部位同微丝蚴厚血膜法。②血膜制片：薄血膜制片的具体操作为取血1滴于载玻片上，再选一张端缘光滑的载玻片为推片，将推片一端置于血滴之前，并与载玻片形成30°~45°夹角，待血滴沿推片端缘向两端扩散后，立即均匀适当用力向前迅速推成薄血膜，血膜充分晾干，用甲醇或无水乙醇固定。厚血膜制片的具体操作为取血2滴于载玻片上，用推片的一角，将血滴自内向外作螺旋形摊开，使之成为直径约1cm的厚血膜，血膜自然干燥后滴加数滴蒸馏水进行溶血，待血膜呈灰白色时，将水倒去；厚、薄血膜同片制作的方法是用目测法将载玻片从右到左分成六等份，将厚血膜涂在第三格的中央，薄血膜涂在第四格前缘到第六格中部，一、二格用以贴标签及编号用，厚、薄血膜间用蜡笔画线分开，以免溶血时影响薄血膜或薄血膜用甲醇固定时影响厚血膜(图13-1)。③染色：见微丝蚴的检查。④镜检：经过染色，红细胞被染成粉红色；虫体的细胞质染成蓝色，细胞核染成红色。先低倍镜观察，确定血膜的平面，然后油镜观察疟原虫的形态。

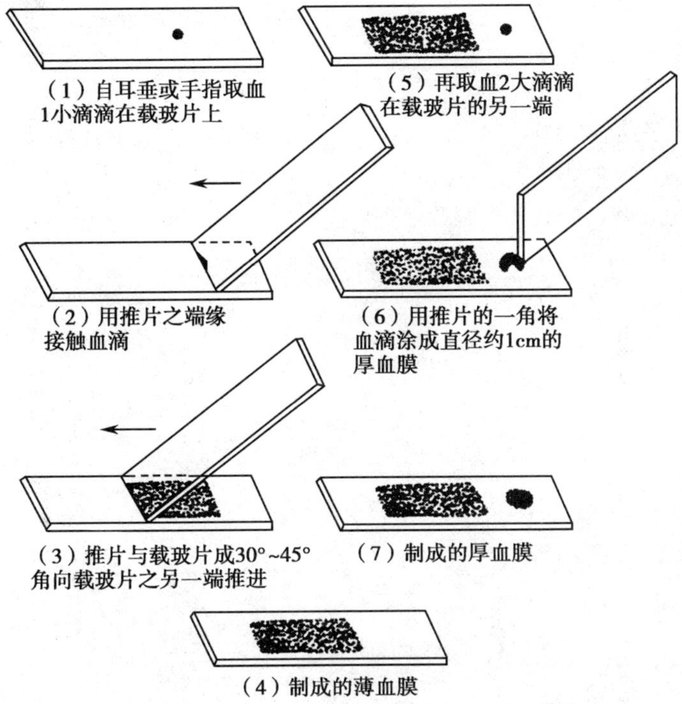
（1）自耳垂或手指取血
1小滴滴在载玻片上
（5）再取血2大滴滴
在载玻片的另一端
（2）用推片之端缘
接触血滴
（6）用推片的一角将
血滴涂成直径约1cm的
厚血膜
（3）推片与载玻片成30°~45°
角向载玻片之另一端推进
（7）制成的厚血膜
（4）制成的薄血膜

图13-1　厚、薄血膜制片

3. 注意事项　①检查方法的选择：薄血膜中，受染的红细胞未被破坏，虫体形态典型，容易识别，但原虫密度低，容易漏检；厚血膜取血量大，虫体集中，易于检获，但由于制片过程中红细胞被溶解，疟原虫形态有所改变，鉴别虫体较困难。因此，通常采用厚、薄血膜同片制作，先观察厚血膜，发现疟原虫后，再仔细观察薄血膜以确定虫种。②血膜制作：制作薄血膜推片时用力要均匀，一次推成，切勿中途停顿或重复推片，理想的薄血膜，应是血细胞分布均匀，无裂痕，血膜末端呈舌形；制作厚血膜时注意血膜厚度宜适中，过厚血膜易脱落，过薄则达不到浓集虫体的目的。③染色方法的选择：瑞氏染色法操作简便、快速，但因甲醇易于蒸发，如掌握不当可能在血膜上产生沉淀，影响观察，而且在较热的环境中容易褪色，保存时间不长，故多用于临床病例诊断；姬氏染色法效果良好，对厚血膜尤佳，血膜褪色较慢，保存时间较久，适用于大批量血片标本的染色，供教学或流行病学调查时选用，但染色需时较长。④与形态类似物的鉴别：镜检时可见血小板、染液颗粒、细菌、真菌、尘粒、白细胞碎片等虫体的形态类似物，应注意区别。⑤结果报告：镜检薄血膜至少检查 100 个视野，厚血膜至少检查 20 个视野，才能报告；必须分类报告，找到环状体后，要再仔细寻找更成熟的阶段，以便分类，若难以找到更为成熟阶段的疟原虫，可报告为“检出环状体疟原虫”。

（李　芳）

第十四章　其他检查

学习目标

1. 掌握　其他检查的操作步骤及注意事项。
2. 熟悉　其他检查的基本原理。

一、肛周检查法

肛门周围可以查到某些寄生虫的成虫或(和)虫卵,因此肛周寄生虫的检查是确诊某些寄生虫病如蛲虫病、牛带绦虫病的重要技术手段。

1. 肛门擦拭虫卵检查　肛门擦拭虫卵检查适用于蛲虫卵和带绦虫卵,尤其是牛带绦虫卵的检查。

(1) 基本原理:雌性烧虫在肛门周围及会阴部皮肤产卵;带绦虫孕节从肛门排出或主动逸出时破裂,致使虫卵粘附于肛周皮肤,因此可于肛周取材检查虫卵。较常用的方法有透明胶纸肛门擦拭法和棉签拭子肛门擦拭法两种。

(2) 操作步骤

1) 透明胶纸肛门擦拭法:①透明胶纸的准备:将胶纸剪成5~6cm的长条,一端向胶面折叠约0.4cm(易于揭开)后贴于载玻片上,载玻片的另一端贴上标签,并注明受检者的姓名、编号等;②取材:从一端拉起胶纸,在被检查者肛周皮肤皱折处用力粘数次,然后将胶纸依原样粘于载玻片上;③镜检:按照由低倍到高倍的顺序镜检。如果胶纸下有较多气泡,可揭开胶纸加一滴生理盐水或二甲苯,覆盖胶纸后镜检。

2) 棉签拭子肛门擦拭法:①棉签拭子的准备:将棉签拭子浸入盛有2~3ml生理盐水的试管内;②取材:取材时从试管内取出棉签拭子,挤去过多的生理盐水,擦拭患者肛门皱折处,随后将棉签放回原试管中;③标本的沉淀处理:提起棉签,在试管内转动多次,使粘附在棉签上的虫卵脱落,挤尽棉签上的水,然后弃去棉拭子,将此试管静置15分钟后离心沉淀;④镜检:吸取沉淀物直接涂片镜检,或加饱和盐水浮聚后镜检。

(3) 注意事项:①取材时间:一般在清晨起床前或刚起床时,最好于解大便前或肛门有异物瘙痒感时取材;②取材部位:肛周皮肤皱折处;③检查方法的选择:透明胶纸肛门擦拭法与棉签拭子肛门擦拭法相比较,前者的操作更为简单,尤其适合于大规模普查。

2. 肛周成虫检查　肛周成虫检查主要是检查雌性蛲虫以确诊蛲虫感染。

(1) 基本原理:雌性蛲虫常在宿主入睡后爬至肛门周围皮肤产卵,因此可被检获。

(2) 操作步骤:在患者睡眠2~3小时后或肛周瘙痒惊醒时,暴露其肛门,仔细观察肛周皮肤,若发现白色小虫,用透明胶纸粘附后贴于载玻片上镜检。也可用镊子将虫体夹入盛有

70% 乙醇的小玻璃瓶中经固定后作进一步鉴定。

(3) 注意事项:夹取虫体时一定要仔细、小心,避免镊子损伤虫体破坏其结构的完整性,影响诊断结果。

二、钩蚴培养法

钩蚴培养常选用试管滤纸培养法。该法不仅检出率高,适用于确诊钩虫的感染,还可依据钩虫丝状蚴的结构特点鉴定虫种,有助于流行病学调查。

1. 基本原理　钩虫卵在适宜的温度和湿度条件下,数日内发育并孵出幼虫,且幼虫有向湿的特点,因此一般培养 3~5 天后,可肉眼或用放大镜在水体中观察到活动的钩蚴。

2. 操作步骤　①加冷开水约 1ml 于试管内,在 T 型滤纸条横部记录受检者姓名或编号;②取粪便枣核大小,均匀涂布于滤纸条竖部中 2/4 处,上、下各 1/4 处不涂粪便;③将滤纸条插入试管,下端空白处的 1/2 浸于水中,勿使粪便接触液面;④将试管置 25~30℃培养箱内培养,培养过程中每天沿管壁补充冷开水,以保持水面位置;⑤三天后肉眼或用放大镜检查试管底部,若阳性可见透明的钩蚴在水中作蛇形运动,若阴性,应继续培养至第五天(图 14-1)。若要鉴定虫种,可吸取试管底部沉淀物滴于载玻片上,在显微镜下观察钩蚴的特点。

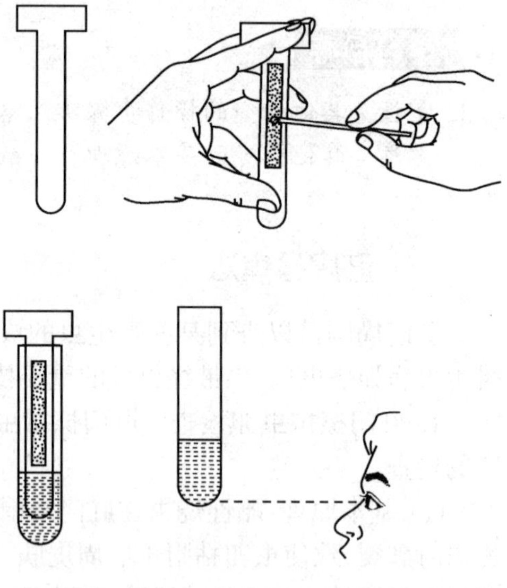

图 14-1　钩蚴培养法

3. 注意事项　①明确粪便的涂布位置,切忌粪便污染水体,否则会影响结果的观察;②观察结果时若室温太低,可先将试管置 30℃左右温水中数分钟;③注意钩蚴与其他线虫丝状蚴的鉴别。

三、毛蚴孵化法

成熟血吸虫卵内毛蚴在适宜温度的清水中,短时间内可孵出,并在水面下游动,可用肉眼或放大镜观察,检出率高于粪便检查血吸虫卵的其他方法。适用于早期血吸虫病患者的粪便检查。毛蚴孵化法常与自然沉淀法联用,以诊断血吸虫感染,尤其适用于感染度较轻,直接涂片法不易检出虫卵的感染者。另外毛蚴孵化法也是对血吸虫病进行疗效考核的重要依据。

(1) 基本原理:较大量粪便经自然沉淀法进行处理,可以浓集粪便中的虫卵,血吸虫卵内的毛蚴在适宜的温度 25~30℃、适宜的 pH 7.5~7.8 及一定的光线下,在清水中经过 4~8 小时后即可孵出,孵出的毛蚴在水面下 1~4 cm的区域做直线运动,易于观察。

(2) 操作步骤:取粪便约 30g,先经自然沉淀法浓集处理。再将洗净的粪便沉渣倒入烧瓶内,加水至瓶口处,放在 25~30℃的室温或孵箱内,在有光照的条件下孵化,4~8 小时后用肉眼或放大镜观察结果。如见水面下呈白色点状物做直线来往游动的毛蚴,即为阳性结果。必要时可用吸管吸出白色点状物镜检。如无毛蚴,每隔 4~6 小时(24 小时内)观察一次。

(3) 注意事项:①粪便必须新鲜,若粪便未能及时孵化,可加生理盐水,调成混悬液,置于4℃左右的冰箱内1~2天;②孵化用水必须是清水,如含氯、盐、氨均会影响孵化;③在夏季,为防止毛蚴在短时间内孵出,要用1.2%食盐水或冰水冲洗粪便,最后一次改为室温清水;④观察结果时注意毛蚴与水中其他原生动物的鉴别。

(李 芳)

第十五章　节肢动物标本采集及制作

学习目标

1. 掌握　节肢动物标本采集方法。
2. 熟悉　节肢动物标本制作。

一、蚊成虫标本采集及制作

1. 采集方法　在蚊虫栖息场所，如人房、畜舍等处的墙壁上或蚊帐内，寻找到成蚊后，用橡皮球吸蚊管或手电筒式吸蚊器，将蚊虫吸入吸蚊管内或吸蚊器内，也可用普通玻璃试管扣捕，然后用棉球塞入管内，将棉球推下至贴近蚊虫处。每捕获1只成蚊，即塞入一个棉球，直至捕满试管后，再更换玻璃试管（图15-1）。采集的标本须在采集场所立即写好捕获地点和日期，然后回到实验室进行登记和处理。

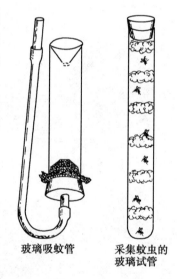

图 15-1　蚊采集器

2. 标本制作 将采集或在养蚊笼中羽化的成蚊，放在有乙醚或氯仿的毒瓶内熏死。

(1) 针插法：用00号昆虫针插入一硬纸片的一端（纸片长1.5cm，宽0.7cm），然后将针尖插入蚊的中胸部腹面6足的中央，但勿穿透至胸的背面。再用3号昆虫针插入此纸片的另一端。3号昆虫针还插入两张同样大小分别写有蚊种、采集日期及地点的纸片。最后将此标本插入木制昆虫盒中保存（在盒中一角放置樟脑块或木榴油瓶，以防虫咬）。

(2) 玻片标本：将熏死的成蚊浸于70%酒精中，制片时取出水洗，置10%氢氧化钾溶液中浸泡数小时，使蚊体内部软组织溶解及几丁质色素减退。水洗2~3次，每次30分钟，充分洗净氢氧化钾。依次经30%、50%、60%、70%、80%、90 %及100%酒精各脱水30~60分钟。用二甲苯透明后，将虫体移到载玻片上，摆好姿势，加盖玻片，用加拿大树胶封片。

二、蝇成虫标本采集及制作

1. 采集方法 采用捕蝇网挥捕，或将诱蝇笼（加诱饵）放置在一定场所进行诱捕，也可用长玻璃试管扣捕成蝇。

2. 标本制作 用乙醚或氯仿杀死成蝇，用2号昆虫针从其胸背板的右侧直立插下，将虫体插至针的上1/3处。然后整形，使两翅朝上，六足伸展，将标本插到昆虫标本盒中保存，并注明蝇的名称、采集地点及日期。

（李　芳）

目标测试

A1 型题

1. 对疑有蛔虫感染者，首选的检查方法是
   A. 生理盐水涂片法　B. 碘液涂片染色法　C. 自然沉淀法
   D. 透明胶纸法　E. 饱和盐水漂浮法
2. 诊断丝虫感染最适宜的采血时间是
   A. 晚 9 点至次日晨 2 点　B. 晚 6 点至晚 10 点　C. 晨 2 点至晨 4 点
   D. 白天任何时间　E. 清晨空腹采血
3. 红细胞内期的疟原虫经瑞氏染色后被染成蓝色的部分是
   A. 细胞核　B. 细胞质　C. 疟色素
   D. 红细胞　E. 血红蛋白
4. 厚血膜检查微丝蚴的取血量为
   A. 一大滴　B. 二大滴　C. 三大滴
   D. 四大滴　E. 五大滴
5. 肺型卫氏并殖吸虫病最好的病原诊断方法是
   A. 饱和盐水漂浮法　B. 自然沉淀法　C. 毛蚴孵化法
   D. 痰液直接涂片法　E. 痰液消化沉淀法

B1 型题

A. 厚、薄血膜法　B. 厚血膜法　C. 薄血膜法
D. 毛蚴孵化法　E. 钩蚴培养法

6. 诊断丝虫病常用的方法是
7. 诊断疟疾常用的方法是

A. 饱和盐水漂浮法　B. 生理盐水涂片法　C. 碘液染色法
D. 厚、薄血膜涂片法　E. 自然沉淀法

8. 检查溶组织内阿米巴包囊常用的方法是
9. 门诊检查阴道毛滴虫的常用方法是

A. 饱和盐水漂浮法　B. 加藤厚涂片法　C. 自然沉淀法
D. 钩蚴培养法　E. 生理盐水涂片法

10. 钩虫病最简单可靠的实验诊断方法是
11. 可以鉴定钩虫种类的病原学检查方法是

A. 饱和盐水漂浮法　B. 生理盐水涂片法　C. 自然沉淀法
D. 透明胶纸法　E. 加藤厚涂片法

12. 检查鞭虫卵的首选方法是
13. 诊断蛲虫病的最佳检查方法是

实训指导

实训须知

一、实训目的

寄生虫学检验是医学检验技术及其相关专业的主要职业技能课程之一。本课程以形态学教学为基础，力求培养学生诊断寄生虫感染的职业技能。实训教学是寄生虫学检验教学的重要环节，通过实训教学使学生加深理解和巩固本学科理论知识，掌握常见人体寄生虫的形态结构及常用实验诊断方法和操作技能，培养学生实事求是、严肃认真的科学态度，提高分析和解决实际问题的能力，为从事寄生虫感染的诊断和防治工作奠定基础。

二、实训要求

1. 实训前应认真预习实验相关理论和实训指导内容，明确实训目的、要求和注意事项。

2. 不得迟到、早退或无故缺席，必须穿好工作服，提前五至十分钟进入实训室，携带好实训物品（实验指导、绘图文具等），按指定座位入座。严格遵守实训课纪律，保持室内安静，不做与实训无关的事情。

3. 爱护显微镜，认真检查所用实训器材、标本等是否完好、齐全，如有缺损，应及时报告老师。

4. 观察示教标本时（尤其是高倍镜和油镜下的标本），勿移动标本和显微镜。标本如不清晰，可适当调节光源或焦距细调节器，必要时请老师解决，以免影响其他同学观察。

5. 严格执行实训操作规程，仔细观察实训标本，记录观察结果。绘图作业必须按显微镜下所见，在观察多个标本的基础上，综合其特点按比例描绘，图形力求形体、色彩、比例和放大倍数正确。标注字要求在同侧以平行线引出，字迹要工整，标本名称及放大倍数写在图的下方。

6. 实训结束，应认真填写实训记录，及时清点、整理好实训器材和标本，物归原处。如有缺损应立即向老师报告。

7. 树立生物安全意识，避免感染和污染的发生。盛粪便的火柴盒、纸袋、竹签等，应收集在指定地点集中焚烧；用过的载玻片、漂浮杯等具有传染性的材料，应放在消毒缸内；桌面或其他物品被污染时，应加以消毒；要用肥皂洗手，必要时用消毒液浸泡消毒。

8. 值日生负责整理、清扫实训室，关好水电、门窗。

实训一 线 虫

【实训目的】

1. 掌握常见线虫成虫、虫卵形态结构特征，人体寄生虫的常见病原学检查方法。

2. 熟悉班氏微丝蚴、马来微丝蚴及旋毛形线虫囊包蚴的形态特征，蛔虫、钩虫、鞭虫所致疾病病理标本特征。

3. 了解钩虫丝状蚴、旋毛形线虫成虫、广州管圆线虫成虫、结膜吸吮线虫成虫及感染期幼虫的形态特征。

【实训准备】

1. 物品：成虫浸制标本及玻片标本、幼虫玻片标本、虫卵玻片标本、病理浸制标本、蚊针插标本、生理盐水、饱和盐水、载玻片、漂浮瓶、竹签、“T”型纸条、冷开水、中试管、宽 2cm 的透明胶纸、75% 乙醇棉球、干棉球、采血针、棉签、试管、姬氏染液或瑞氏染液、乙醚溶液、香柏油、擦镜纸、消毒液、编号笔等。

2. 器械：显微镜、放大镜、培养箱、剪刀等。

3. 环境：寄生虫检验实训室。

【实训学时】 2 学时

【实训方法与结果】

一、形态学观察

(一) 似蚓蛔线虫(蛔虫)

1. 肉眼或放大镜观察标本

(1) 成虫浸制标本：成虫长圆柱形，形似蚯蚓，体表有横纹及侧索。雌虫体大尾端尖直；雄虫体小尾端向腹面卷曲。注意虫体的形态、大小、颜色以及雌、雄虫的区别。

(2) 成虫内部结构浸制标本：虫体体腔内的消化器官为一直管，生殖器官为弯曲的管道，雌虫为双管型，雄虫为单管型。

(3) 蛔虫性肠梗阻浸制标本：可见虫体扭结成团，造成肠道部分或完全阻塞。

(4) 胆道蛔虫病与蛔虫性阑尾炎的病理组织浸制标本：可见蛔虫钻入胆道、胆囊、阑尾中。

2. 镜下观察标本

高倍镜观察蛔虫卵的形态、大小、颜色、卵壳的厚薄、蛋白质膜的颜色及卵内细胞特点，注意受精卵、未受精卵及脱蛋白质膜蛔虫卵的区别。

(1) 受精蛔虫卵玻片标本：虫卵椭圆形，棕黄色，卵壳厚而透明，表面有凹凸不平排列均匀的蛋白质膜；卵内含有 1 个大而圆的卵细胞，两端有明显的半月形空隙。

(2) 未受精蛔虫卵玻片标本：虫卵长椭圆形，卵壳与蛋白质膜均较受精蛔虫卵薄，卵内含大小不一的折光性颗粒。

(3) 脱蛋白质膜的蛔虫卵玻片标本：受精蛔虫卵与未受精蛔虫卵的蛋白质膜均可脱落形成无色透明的脱蛋白膜的蛔虫卵。

(4) 成虫唇瓣玻片标本：低倍镜下观察，口孔外围有 3 个呈“品”字形排列的唇瓣。唇瓣为蛔虫成虫的特征性结构。

(5) 蛔蚴性肺炎病理组织玻片标本：可见肺组织中的幼虫及其周围有大量的细胞浸润。

(二) 毛首鞭形线虫(鞭虫)

1. 肉眼及放大镜观察标本

(1) 成虫浸制标本：虫体形似马鞭，前细后粗，灰白色。雌虫略大于雄虫，雌虫尾端钝圆，雄虫尾端向腹面呈环状弯曲。

(2) 鞭虫寄生于结肠壁的浸制标本：可见虫体前 2/3 的细段插入肠黏膜寄生，后 1/3 粗段悬挂于肠壁外，致虫体周围的肠黏膜组织明显增厚，呈环形隆起。

2. 镜下观察标本

虫卵玻片标本：高倍镜观察，虫卵呈腰鼓形，黄褐色，卵壳较厚，两端有透明结节，内含卵细胞。注意虫卵的形状、大小、颜色、卵壳的厚度及其两端的透明结节以及内含物。

(三) 蠕形住肠线虫(蛲虫)

1. 肉眼或放大镜观察标本

成虫浸制标本：虫体细小线头状，乳白色。雌虫大于雄虫，雌虫尾部直而尖细。雄虫尾部向腹面卷曲。注意虫体的形态、大小、颜色以及雌雄虫尾部特征。

2. 镜下观察标本

(1) 成虫玻片标本：低倍镜观察，头端角皮膨大形成头翼，咽管末端可见咽管球。雄虫尾端有 1 根交合刺。头翼和咽管球是蛲虫的特征性结构，是识别虫体的重要依据。

(2) 虫卵玻片标本：高倍镜观察，虫卵柿核形，无色透明，一侧扁平，一侧凸出。卵壳厚，内含幼虫。注意虫卵的形态、大小、颜色、卵壳及卵内容物。

(四) 十二指肠钩口线虫和美洲板口线虫(十二指肠钩虫和美洲钩虫)

1. 肉眼或放大镜观察标本

(1) 成虫浸制标本：两种钩虫外形相似，虫体细小圆柱状，雌虫较大，尾端呈圆锥状；雄虫较小，尾端有交合伞及交合刺。十二指肠钩虫体形呈“C”形，美洲钩虫体形呈“S”形。

(2) 钩虫咬附于肠壁的浸制标本：可见钩虫咬附于肠壁上，致肠壁出现散在的出血点及小溃疡。

2. 镜下观察标本

(1) 虫卵玻片标本：两种钩虫卵形态相似，椭圆形，无色透明，卵壳极薄如丝线，卵内含 4~8 个卵细胞，卵细胞与卵壳间有明显的空隙。观察虫卵的形态、大小、内容物，注意卵壳厚薄及与卵细胞间的特点及其与脱蛋白质膜受精蛔虫卵的鉴别。

(2) 成虫口囊玻片标本：低倍镜观察，十二指肠钩虫口囊 2 对钩齿，美洲钩虫口囊有 1 对半月形板齿，可鉴别两种钩虫。注意两者的区别。

(3) 雄虫尾部玻片标本：低倍镜观察，十二指肠钩虫交合伞撑开时略呈圆形，两根交合刺末端分开。美洲钩虫交合伞撑开时呈扁圆形，两根交合刺末端合并，呈倒钩状。雄虫尾部结构是两种钩虫的重要鉴别点之一，注意两者的区别。

(4) 丝状蚴玻片标本：低倍镜观察，虫体细长，体表被有鞘膜，口孔封闭，咽管细长，约占虫体长度的 1/5。

(5) 钩蚴性肺炎的病理组织切片标本：低倍镜观察，可见肺组织中的钩蚴及其周围大量的炎性细胞浸润。

(五) 班氏吴策线虫和马来布鲁线虫(班氏丝虫和马来丝虫)

1. 肉眼及放大镜观察标本

(1) 成虫浸制标本:两种丝虫形态相似,虫体细长丝状,乳白色。雌虫较长,尾端钝圆并略向腹面卷曲;雄虫较短,尾部向腹面卷曲2~3圈。观察虫体的自然体态、颜色、大小以及雌雄虫体的尾部特征,注意两者的区别。

(2) 传播媒介针插标本:班氏丝虫的传播媒介主要为淡色库蚊和致乏库蚊,马来丝虫的传播媒介主要为中华按蚊和嗜人按蚊。观察成蚊外形、大小、体色等特征,能初步鉴别蚊种。

2. 镜下观察标本

两种微丝蚴姬氏(或瑞氏)染色玻片标本:高倍镜或油镜观察,虫体细丝状,头端钝圆,体内有许多体核,可见头间隙;尾部变细,有或无尾核。观察两种微丝蚴的大小、体态、头间隙、体核及有无尾核等特征,能鉴别虫种。

(六) 旋毛形线虫(旋毛虫)

低倍镜下观察标本:

1. 成虫染色玻片标本　虫体细小线状,前细后粗,雌虫体大,尾端钝圆;雄虫体小,尾端有1对叶状交配附器,无交合刺。

2. 幼虫囊包染色玻片标本　可见囊包呈梭形,含1~2条卷曲的幼虫。观察旋毛虫幼虫在囊内的形状、大小、数目等特征。

(七) 广州管圆线虫

成虫染色玻片标本:低倍镜观察,虫体呈线状,体表光滑,有微细环状横纹。头端钝圆,中央有一小圆口,无口囊。雌虫大于雄虫,雌虫尾端呈斜锥形;雄虫尾端略向腹面弯曲,交合伞对称,呈肾形。

(八) 粪类圆线虫

1. 雌性成虫染色玻片标本　低倍镜观察,虫体呈线状,半透明,体表具细横纹,尾尖细末端略呈锥形。生殖器官为双管型,子宫短,前后排列,各含8~12个单行排列的卵。

2. 虫卵玻片标本　高倍镜观察,形似钩虫卵,但较小,无色透明,卵壳薄,部分卵内含1条胚蚴。

3. 杆状蚴玻片标本　低倍镜观察,头端钝圆,尾端尖细,口腔短,咽管为双球型。

4. 丝状蚴玻片标本　低倍镜观察,虫体细长,尾端尖细呈分叉状,咽管细长,约占体长的1/2。注意与钩虫丝状蚴鉴别。

(九) 结膜吸吮线虫

1. 成虫玻片标本:虫体乳白色,半透明,细长呈线状;体表有锯齿状环纹,头端钝圆,具圆形的角质口囊。雌虫大于雄虫,尾端直;雄虫尾端向腹面弯曲,两根交合刺形态各异长短不一。

2. 感染期幼虫(丝状蚴)玻片标本:虫体细长,口囊、体表横纹初具成虫的特征。

二、技术操作

1. 生理盐水直接涂片法(方法见第十一章)。
2. 饱和盐水漂浮法(方法见第十一章)。
3. 钩蚴培养法(方法见第十四章)。
3. 透明胶纸肛门擦拭法(方法见第十四章)。
4. 厚血膜法(方法见第十三章)

【实训评价】

1. 画出常见线虫虫卵的镜下形态结构图。

2. 写出常见线虫的实验室检查方法及注意事项。

实训二 吸 虫

【实训目的】

1. 掌握常见吸虫成虫、幼虫、虫卵的形态特征，吸虫的常见病原学检查方法。

2. 熟悉四种吸虫的中间宿主及媒介植物的形态特征，肝吸虫、肺吸虫、血吸虫所致疾病病理标本特征。

【实训准备】

1. 物品：成虫浸制标本及玻片标本、幼虫玻片标本、虫卵玻片标本、中间宿主干制及浸制标本、病理浸制标本、烧杯、10%NaOH、竹签、离心管、滴管、载玻片、三角量杯、三角烧瓶、吸管、粪便、乙醚溶液、香柏油、擦镜纸、消毒液等。

2. 器械：显微镜、放大镜、温度计、培养箱、离心机等。

3. 环境：寄生虫检验实训室。

【实训学时】 2学时

【实训方法与结果】

一、形态观察

(一) 华支睾吸虫(肝吸虫)

1. 肉眼或放大镜观察标本

(1) 成虫浸制标本：虫体背腹扁平，葵花籽状，前端较窄，后端钝圆。雌、雄同体，子宫、睾丸及卵黄腺隐约可见。观察虫体的形态、大小、颜色。

(2) 成虫寄生于肝胆管的病理组织浸制标本：肝切面可见肝胆管壁增厚、管腔因肝吸虫寄生而阻塞。

(3) 第一中间宿主干制标本：纹沼螺或赤豆螺，螺体中型大小，呈卵圆锥形。

(4) 第二中间宿主浸制标本：淡水鱼和淡水虾。

2. 镜下观察标本

(1) 成虫染色玻片标本：低倍镜观察，虫体背腹扁平，葵花籽状，口吸盘略大于腹吸盘，腹吸盘位于虫体前1/5处。子宫及卵巢位于腹吸盘之下；1对分支状的睾丸，前后排列于虫体的后1/3处。观察虫体形态、大小，口、腹吸盘的大小、位置及睾丸的特点。

(2) 虫卵玻片标本：低倍镜观察，虫卵黄褐色，形似芝麻。高倍镜观察，形似灯泡，前窄后钝。窄端有卵盖和肩峰，宽端有小疣状突起，卵内含1个毛蚴。注意虫卵的形态、大小、颜色、卵壳厚度、卵盖大小、肩峰以及内含物。是寄生虫卵中最小的，应仔细辨认。

(3) 囊蚴玻片标本：低倍镜观察，囊蚴椭圆形，双层囊壁，内含1个幼虫。透过囊壁可见幼虫的口、腹吸盘及含黑色颗粒的排泄囊。观察囊蚴的形态、大小及内部结构。

(二) 布氏姜片吸虫(姜片虫)

1. 肉眼或放大镜观察标本

(1) 成虫浸制标本：虫体扁平肥厚，形似姜片，前窄后宽。口吸盘小，腹吸盘大呈漏斗状。

可见雌、雄生殖器官。注意虫体的形态、大小、颜色及腹吸盘的特点。

(2) 成虫玻片标本：虫体形似姜片，口吸盘小，大而明显的腹吸盘位于口吸盘下方。腹吸盘下方为子宫、卵巢。1 对睾丸呈珊瑚状，前后排列于虫体后半部，卵黄腺发达。观察口、腹吸盘的大小比例关系、位置及睾丸的特点。

(3) 中间宿主干制标本：扁卷螺呈淡黄色或黄褐色，体小，圆盘状，壳扁平、薄而透明，螺旋在一个平面上旋转。

(4) 媒介水生植物的浸制标本：识别荸荠、菱角、茭白等水生植物，明确姜片虫的感染阶段与感染方式。

2. 镜下观察标本

(1) 虫卵玻片标本：为寄生人体最大的蠕虫卵。长椭圆形，淡黄色，卵壳薄，卵盖小而不明显，卵内含有 1 个卵细胞和数十个卵黄细胞。注意虫卵的形态、大小、颜色、卵壳厚度、卵盖大小以及内含物。

(2) 囊蚴玻片标本：囊蚴扁圆形，囊内含 1 个幼虫，其排泻囊内充满黑色折光颗粒。注意囊蚴的形状、大小及内部结构。

(三) 卫氏并殖吸虫（肺吸虫）

1. 肉眼或放大镜观察标本

(1) 成虫浸制标本：虫体肥厚似半粒黄豆大小，灰白色，背面略隆起，腹部扁平。

(2) 成虫寄生于肺部的病理组织浸制标本：可见肺脏表面因肺吸虫寄生所致的结节状隆起及其切开后裸露的虫体。

(3) 第一中间宿主干制标本：川卷螺呈黑黄色或黑色，壳厚。

(4) 第二中间宿主浸制标本：淡水蟹或蝲蛄。

2. 镜下观察标本

(1) 成虫染色玻片标本：低倍镜观察，口吸盘与腹吸盘大小略同。子宫与卵巢左右并列于腹吸盘之后；1 对指状分支的睾丸左右并列于虫体后 1/3 处。生殖器官左右并列为本虫的显著特征。观察口、腹吸盘的大小、位置，雌、雄生殖器官位置及排列方式。

(2) 虫卵玻片标本：虫卵不规则椭圆形，金黄色，卵前端较宽，有一扁平而明显的卵盖，后端较窄。卵壳厚薄不均匀，后端明显增厚。卵内含 1 个卵细胞和 10 余个卵黄细胞。注意虫卵的形状、大小、颜色、卵壳厚度、卵盖大小以及内含物。

(3) 囊蚴玻片标本：囊蚴呈球形，双层囊壁，内含 1 个幼虫。虫体内可见充满黑色颗粒的排泄囊。观察囊蚴的形态、大小及内部结构。

(四) 日本血吸虫（血吸虫）

1. 肉眼观察标本

(1) 成虫浸制标本：雌雄异体，雄虫圆柱形，乳白色，粗短；雌虫较雄虫细长，前细后粗，灰褐色，雌、雄虫常呈合抱状态。观察虫体的形态、大小、颜色等。

(2) 成虫寄生于肠系膜的浸制标本：雌雄虫合抱寄生于肠系膜静脉内，部分黑色的雌虫深入肠壁血管。

(3) 虫卵沉积于家兔肝脏的浸制标本：可见家兔肝脏表面凹凸不平，有许多灰白色小颗粒状虫卵结节以及条索状的纤维化区。

(4) 中间宿主干制标本：钉螺呈圆锥形，长约 1cm，有 6~8 个螺层。

2. 镜下观察标本

(1) 成虫染色玻片标本：低倍镜观察，雌虫口、腹吸盘均较小，卵巢位于虫体中部，卵黄腺排列于末端肠管两侧。雄虫口吸盘比腹吸盘小，腹吸盘呈杯状突出，7 个呈串珠样排列的睾丸位于腹吸盘之后。观察雌、雄虫的形态、大小，口、腹吸盘的大小及形态、位置。

(2) 虫卵玻片标本：高倍镜观察，虫卵呈椭圆形，淡黄色，无卵盖，卵壳薄，有小棘但不易见到。成熟虫卵内含毛蚴，毛蚴与卵壳之间常可见油滴状物。观察虫卵的形态、大小、颜色、卵壳厚度、有无卵盖、小棘以及内含物。

(3) 毛蚴染色玻片标本：低倍镜观察，毛蚴多呈梨形，周身披有纤毛，前端有 1 个顶腺和 2 个头腺。注意毛蚴的形态、大小及内部结构。

(4) 尾蚴染色玻片标本：低倍镜观察，尾蚴由体部和尾部组成。体部长圆形，有口、腹吸盘，含有 1 个头腺和 5 对穿刺腺；尾部分尾干和尾叉。尾部分叉是血吸虫尾蚴的重要特征。注意尾蚴的形态、大小及尾部分叉特征。

二、技术操作

1. 加藤厚涂片法(方法见第十一章)
2. 痰液直接涂片法(方法见第十二章)
3. 痰液消化沉淀法(方法见第十二章)
4. 自然沉淀法(方法见第十一章)
5. 毛蚴孵化法(方法见第十四章)

【实训评价】

1. 画出常见吸虫虫卵的镜下形态结构图。
2. 如何鉴别肺吸虫卵与姜片虫卵？
3. 写出常见吸虫的实验室检查方法及注意事项。

实训三　绦　　虫

【实训目的】

1. 掌握常见绦虫成虫、幼虫、虫卵的形态特征。
2. 熟悉链状带绦虫囊尾蚴、棘球蚴所致疾病病理标本特征，带绦虫卵的检查方法。

【实训准备】

1. 物品：成虫浸制标本及玻片标本、幼虫浸制标本及玻片标本、虫卵玻片标本、病理浸制标本、乙醚溶液、香柏油、擦镜纸、消毒液。
2. 器械：显微镜、放大镜等。
3. 环境：寄生虫检验实训室。

【实训学时】 2 学时

【实训方法与结果】

一、形态观察

(一) 链状带绦虫(猪带绦虫)

1. 肉眼观察标本

(1) 成虫浸制标本：虫体带状分节，乳白色，节片薄而略透明，分头节、颈节和链体三部分。注意虫体的形态、大小、节片的结构等特征及其与牛带绦虫的鉴别。

(2) 孕节染色玻片标本：孕节为长方形，子宫呈树状分支，每侧7~13支，多节相连脱落。观察子宫侧支数及脱落的数量等特征及其与牛带绦虫的鉴别。

(3) 囊尾蚴浸制标本：囊尾蚴呈卵圆形，乳白色，黄豆粒大小，略透明，囊内充满透明液体，囊壁上有一白点即为未翻出的头节。观察囊尾蚴的形状、大小、颜色及头节凹入囊内等特征。

(4) 寄生有囊尾蚴的猪肉浸制标本：猪肉上寄生有多个黄豆粒大小、乳白色形似水泡的囊状物。

2. 镜下观察标本

(1) 头颈节染色玻片标本：低倍镜观察，头节圆形，有4个吸盘，有顶突及小钩。颈节纤细，与头节无明显的界线。注意头节的形状、吸盘、有无顶突和小钩等特征及其与牛带绦虫头节的鉴别。

(2) 成节染色玻片标本：低倍镜观察，卵巢分3叶，子宫在节片中央。睾丸呈滤泡状散布于节片的两侧。注意成节雌、雄生殖器官的形状、数目等特征及其与牛带绦虫成节的鉴别。

(3) 囊尾蚴玻片标本：低倍镜观察，成虫头节相同，可见头节及其上的吸盘、小钩等结构。注意囊壁内翻卷收缩的头节与牛带绦虫囊尾蚴鉴别。

(4) 虫卵(带绦虫卵)玻片标本：高倍镜观察，虫卵呈圆球形，棕黄色，胚膜厚，上具有放射状条纹，卵内含有六钩蚴。观察虫卵的形态、大小、颜色、胚膜及卵内含物等特征。

(二) 肥胖带吻绦虫(牛带绦虫)

1. 肉眼观察标本

(1) 成虫浸制标本：虫体呈带状分节，乳白色，节片肥厚不透明。注意其与猪带绦虫的鉴别。

(2) 孕节染色玻片标本：孕节为长方形，子宫呈树状分支，每侧15~30支，多单节脱落。注意子宫侧支数与猪带绦虫孕节的鉴别。

2. 低倍镜下观察标本

(1) 头节染色玻片标本：头节略方形，无顶突及小钩，有4个杯状吸盘。注意与猪带绦虫的头节进行鉴别。

(2) 成节染色玻片标本：卵巢分为左右两叶，睾丸数量多。注意其与猪带绦虫成节的鉴别。

(三) 细粒棘球绦虫(包生绦虫)

1. 肉眼观察标本　棘球蚴寄生于肝脏的病理组织浸制标本：在肝脏的切面上，肉眼可见乳白色半透明大小不等的囊状物。

2. 镜下观察标本

(1) 成虫染色玻片标本：低倍镜观察，虫体体小，由头颈节、幼节、成节和孕节各1节组成。头节略呈梨形，有4个吸盘和顶突及小钩；孕节最长。

(2) 棘球蚴切片玻片标本：低倍镜观察，棘球蚴的囊壁，由两层组成，外层为角皮层，淡紫色，无细胞核，内层是生发层，由单层细胞构成，生发层向囊内长出原头蚴、育囊和子囊。

(四) 曼氏迭宫绦虫

1. 裂头蚴浸制标本　肉眼观察，裂头蚴呈长带状，乳白色。头部膨大，末端钝圆，体表密布微毛，体不分节但具横皱褶。

2. 虫卵玻片标本　高倍镜观察，虫卵呈椭圆形，浅灰褐色，两端稍尖。卵壳较薄，有卵盖，卵内含 1 个卵细胞和多个卵黄细胞。注意其与肺吸虫卵、姜片虫卵的区别。

二、技术操作

饱和盐水漂浮法（方法见第十一章）。

【实训评价】

1. 画出带绦虫卵的镜下形态结构图。

2. 为什么链状带绦虫与肥胖带吻绦虫感染的鉴别诊断要依赖于检查妊娠节片而不是虫卵？

实训四　鞭　毛　虫

【实训目的】

1. 掌握阴道毛滴虫滋养体的形态特征，阴道分泌物生理盐水直接涂片法的操作技术。

2. 熟悉蓝氏贾第鞭毛虫滋养体与包囊、杜氏利什曼原虫无鞭毛体、前鞭毛体的形态特征。

3. 了解杜氏利什曼原虫的传播媒介，人毛滴虫的形态特征。

【实训准备】

1. 物品：阴道毛滴虫滋养体、蓝氏贾第鞭毛虫滋养体与包囊、杜氏利什曼原虫无鞭毛体、前鞭毛体等鞭毛虫染色玻片标本，白蛉玻片标本，温生理盐水、无菌棉签、阴道分泌物、甲醇、载玻片、盖玻片、乙醚溶液、香柏油、擦镜纸、消毒液等。

2. 器械：显微镜、放大镜等。

3. 环境：寄生虫检验实训室。

【实训学时】 2 学时

【实训方法与结果】

一、形态观察

（一）阴道毛滴虫

阴道毛滴虫姬氏染色玻片标本　先用高倍镜在标本涂片较薄，着色较浅的地方找到滋养体后油镜观察，虫体梨形或卵圆形，细胞质淡蓝色，细胞核紫红色，鞭毛与轴柱呈粉红色。观察滋养体的形态、大小、胞核与胞质的颜色、鞭毛数目、轴柱及波动膜等特征，注意其与阴道上皮细胞和白细胞的鉴别。

（二）蓝氏贾第鞭毛虫（贾第虫）

1. 滋养体（铁苏木素染色）玻片标本　油镜观察，虫体蓝黑色，呈纵切倒置的半个梨形，仔细观察滋养体的形态、吸盘、细胞核、轴柱、鞭毛等主要结构。

2. 包囊（铁苏木素染色）玻片标本　油镜观察，虫体椭圆形，细胞核偏于包囊的一端。仔细观察包囊的形状、细胞核的数目以及鞭毛存在形式等特征，注意与滋养体的区别。

（三）杜氏利什曼原虫（黑热病原虫）

1. 肉眼或放大镜观察标本

传播媒介针插标本：观察杜氏利什曼原虫的传播媒介白蛉。注意与蚊区别。

2. 镜下观察标本

(1) 无鞭毛体(姬氏染色)玻片标本:油镜观察,虫体呈圆形或椭圆形,细胞质呈蓝色,细胞核呈红色,圆形偏于虫体一侧。油镜下可见虫体的外形、大小及细胞核等主要结构。注意利杜体的两种存在形式,寄生于巨噬细胞内和散发于巨噬细胞外;虫体极小,查找时应特别仔细。

(2) 前鞭毛体(姬氏染色)玻片标本:油镜观察,虫体呈梭形,细胞质淡蓝色;红色的细胞核位于中部;仔细观察虫体的外形、大小、核与鞭毛,注意其与利杜体的鉴别。

(四) 人毛滴虫

滋养体姬氏染色玻片标本:油镜观察,虫体呈梨形,前端有1个卵圆形细胞核,核仁细小。轴柱纵贯虫体,末端伸出虫体外。弯曲、薄杆状的肋与波动膜、虫体等长,肋是重要的鉴别依据。胞质中含食物泡和细菌。仔细观察滋养体的形态、大小、细胞核、鞭毛、轴柱、波动膜、肋等主要结构。注意其与阴道毛滴虫鉴别。

二、技术操作

阴道分泌物生理盐水直接涂片法(方法见第十二章)。

【实训评价】

1. 画出染色标本中阴道滴虫、蓝氏贾第鞭毛虫滋养体与包囊、杜氏利什曼原虫无鞭毛体的镜下形态结构图。

2. 阴道分泌物中的阴道毛滴虫检查时应注意什么问题?

实训五 叶足虫

【实训目的】

1. 掌握溶组织内阿米巴滋养体与包囊的形态特征,检查滋养体与包囊的操作技术。

2. 熟悉结肠内阿米巴滋养体与包囊的形态特征。

3. 了解溶组织内阿米巴所致疾病病理标本特征。

【实训准备】

1. 物品:溶组织内阿米巴滋养体与包囊、结肠内阿米巴滋养体与包囊等叶足虫染色玻片标本、病理浸制标本、粪便、生理盐水、载玻片、盖玻片、竹签、碘液、乙醚溶液、香柏油、擦镜纸、消毒液等。

2. 器械:显微镜、放大镜等。

3. 环境:寄生虫检验实训室。

【实训学时】 2学时

【实训方法与结果】

一、形态观察

(一) 溶组织内阿米巴(痢疾阿米巴)

1. 肉眼或放大镜观察标本

(1) 阿米巴肝脓肿的病理组织浸制标本:脓肿壁明显,为纤维组织形成,脓腔内有未被溶解的结缔组织,形成带状肝组织支持架贯通脓腔之间。

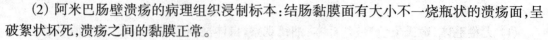

(2) 阿米巴肠壁溃疡的病理组织浸制标本：结肠黏膜面有大小不一烧瓶状的溃疡面，呈破絮状坏死，溃疡之间的黏膜正常。

2. 镜下观察标本

(1) 溶组织内阿米巴大滋养体（铁苏木素染色）玻片标本：油镜观察，虫体呈不规则的椭圆形，内外质分明，内质灰蓝色颗粒状，含食物泡及深染的红细胞。细胞核 1 个，较小居中，核膜薄，核周染色质粒大小均匀。注意滋养体的形态、大小、内质与外质的区别、伪足大小、内质中有无红细胞、胞核的形状与结构等特征。

(2) 溶组织内阿米巴小滋养体（铁苏木素染色）玻片标本：油镜观察，小滋养体较小，内外质分界不清楚，内质含吞噬的细菌而无红细胞。有无被吞噬的红细胞是溶组织内阿米巴的滋养体与其他阿米巴滋养体的重要鉴别特征之一。

(3) 溶组织内阿米巴包囊（铁苏木素染色）玻片标本：油镜观察，包囊为圆形，囊壁无色透明，核 1~4 个。在未成熟包囊中，可见棒状、蓝黑色的拟染色体以及空泡状的糖原泡。仔细观察包囊的形态、大小、胞核的数目与结构，囊内拟染色体与糖原团的有无及其形状等特征，能区分成熟包囊与未成熟包囊。

(4) 溶组织内阿米巴包囊（碘液染色）玻片标本：包囊染成棕黄色，未成熟包囊内有折光性强、透明的棒状拟染色体和棕色的糖原泡。注意包囊与人酵母菌及脂肪滴鉴别，人酵母菌形状大小不一，内有较大的空泡；脂肪滴的反光性强，不着色，内无任何结构。

(二) 结肠内阿米巴

1. 结肠内阿米巴滋养体（铁苏木素染色）玻片标本　油镜观察，核仁大而偏位，核周染色质粒大小不均匀，排列不整齐。仔细观察内外质的分界情况、吞噬物、核仁的位置、核周染粒的大小和排列等，注意与痢疾阿米巴滋养体的鉴别。

2. 结肠内阿米巴包囊（铁苏木素染色）玻片标本　油镜观察，包囊为圆形，核 1~8 个。在未成熟包囊中，可见蓝黑色的拟染色体以及空泡状的糖原泡。仔细观察包囊的形状、大小、胞核的数目与特点，拟染色体与糖原团的有无及其形状。注意其与痢疾阿米巴包囊的鉴别。

二、技术操作

1. 粪便生理盐水直接涂片法检查溶组织内阿米巴滋养体（方法见第十一章）。

2. 粪便碘液染色法检查溶组织内阿米巴包囊（方法见第十一章）。

【实验评价】

1. 画出溶组织内阿米巴滋养体与包囊铁苏木素染色的镜下形态结构图。

2. 粪便检查中为了保证检出率，生理盐水直接涂片法检查阿米巴滋养体与碘液染色法检查阿米巴包囊有哪些注意事项？

实训六　孢　子　虫

【实训目的】

1. 掌握间日疟原虫红细胞内各期、恶性疟原虫的环状体及配子体的形态特征，厚、薄血膜法的操作技术。

2. 熟悉弓形虫滋养体及隐孢子虫卵囊的形态特征。

3. 了解疟原虫的传播媒介及卡氏肺孢子虫滋养体和包囊的形态特征。

【实训准备】

1. 物品：间日疟原虫红细胞内各期、恶性疟原虫的环状体及配子体、弓形虫滋养体、隐孢子虫卵囊、卡氏肺孢子虫滋养体和包囊等孢子虫染色玻片标本，蚊针插标本、75% 乙醇棉球、干棉球、采血针、载玻片、姬氏染液或瑞氏染液、乙醚溶液、香柏油、擦镜纸、消毒液。

2. 器械：显微镜、放大镜等。

3. 环境：寄生虫检验实训室。

【实训学时】 2 学时

【实训方法与结果】

一、形态观察

(一) 疟原虫

1. 肉眼或放大镜观察标本

传播媒介针插标本：观察疟原虫的重要传播媒介中华按蚊和微小按蚊等，了解其主要形态结构特点。

2. 镜下观察标本　瑞氏或姬氏染色，先低倍镜观察，选择血涂片上红细胞分布均匀，无重叠的部位，转油镜辨认疟原虫红细胞内期形态。可见红细胞被染成粉红色，薛氏点染成红色；虫体的细胞质染成蓝色，细胞核染成红色，疟色素不被着色，显示其本身的棕褐色。

(1) 间日疟原虫薄血膜涂片标本：除环状体外，各期均胀大，色变淡，可见薛氏小点。大滋养体、裂殖体以及配子体期原虫的胞质内均有疟色素颗粒。注意间日疟原虫的形态、大小、颜色、数目和分布以及被寄生红细胞的大小、着色、有无薛氏小点等特征。

(2) 间日疟原虫厚血膜涂片标本：红细胞已被溶解，疟原虫体积变小且虫体常皱缩(除裂殖体期外)，胞质变形或断裂；胞核可被会被胞质和疟色素遮盖。厚血膜中原虫集中，但形态难以辨认，应仔细观察鉴别。

(3) 恶性疟原虫薄血膜玻片标本：被疟原虫寄生的红细胞大小正常或略缩小，边缘皱缩，可见粗大、紫红色茂氏小点。通常只能见到小滋养体及成熟配子体。注意与间日疟原虫的相应时期进行鉴别。

注意疟原虫与杂质、血小板的区别：疟原虫各期均在红细胞内寄生，清晰的原虫轮廓与红细胞边缘在同一水平上，而杂质一般浮在红细胞上或位于红细胞外；血小板多聚集成堆。

(二) 刚地弓形虫(弓形虫)

滋养体(姬氏染色)玻片标本　油镜观察，滋养体呈月芽形，胞质呈蓝色，胞核位于中央呈紫红色。仔细观察虫体的外形、胞核形状与位置、胞质的颜色等特征。注意与恶性疟原虫成熟配子体的鉴别。

(三) 隐孢子虫

卵囊(金胺 - 酚 - 改良抗酸染色)玻片标本：油镜观察，视野背景蓝绿色，卵囊圆形或椭圆形，为玫瑰红色，囊内有 4 个多形状的子孢子及黑色颗粒状的残留体，非特异颗粒被染成蓝黑色。注意背景颜色、卵囊及子孢子的颜色等特征。

(四) 卡氏肺孢子虫

1. 滋养体玻片标本　油镜观察，滋养体呈多态形，胞质为浅蓝色，胞核为紫红色，表面可有明显凹陷和叶片状突起。

2. 包囊玻片标本　油镜观察，包囊呈圆形或椭圆形，略小于红细胞，囊壁不着色，成熟包囊内含有8个香蕉形或不规则形囊内小体，各有1个核。囊内小体的胞质为浅蓝色，核为红色。

二、技术操作

厚、薄血膜法（方法见第十一章第四节）。

【实验评价】

1. 画出间日疟原虫薄血膜上各期镜下形态结构图。
2. 画出恶性疟原虫薄血膜上环状体及配子体镜下形态结构图。
3. 比较厚、薄血膜法查疟原虫的优缺点及其临床应用。

实训七　节肢动物

【实训目的】

1. 熟悉蚊、蝇、虱、蚤、人疥螨、蠕形螨的成虫及幼虫的形态特征。
2. 了解白蛉、硬蜱、软蜱、革螨、尘螨、粉螨成虫的形态结构特征。

【实训准备】

1. 物品：蚊、蝇成虫针插标本，蚊、蝇、虱、蚤、疥螨、蠕形螨、白蛉、硬蜱、软蜱成虫玻片标本，蚊、蝇头部及幼虫玻片标本，蚤卵玻片标本、擦镜纸、消毒液、编号笔。
2. 器械：光学显微镜、解剖显微镜、放大镜等。
3. 环境：寄生虫检验实训室。

【实训学时】　2学时

一、蚊

1. 按蚊、库蚊和伊蚊成虫针插标本　肉眼或放大镜观察，成虫外形、大小、体色等，能鉴别三属蚊种。

2. 按蚊、库蚊和伊蚊成虫玻片标本　低倍镜观察成虫外形、大小、体色和头胸腹各部分的主要结构与特征，能识别三属蚊种。

3. 蚊头部玻片标本　低倍镜观察可见触角、触须和复眼各1对，有一刺吸式口器。仔细观察喙的组成并能鉴别雌、雄蚊，明确医学节肢动物刺吸式口器的结构特点。

4. 蚊翅、足玻片标本　低倍镜观察蚊翅、足的形状，注意翅脉和翅后缘有无黑白，足上有无斑点或环纹。

5. 按蚊、库蚊和伊蚊成熟幼虫玻片标本　低倍镜观察虫体的分节情况、头部与腹部的主要结构，注意不同蚊种的呼吸管的特点。

二、蝇

1. 常见蝇种针插标本　肉眼或放大镜观察，麻蝇、舍蝇、大头金蝇、丝光绿蝇四种常见蝇种。注意其体色、大小、胸部背面情况、腹部及复眼颜色等主要与分类有关的结构，并能识别常见蝇种。

2. 蝇卵、幼虫、蛹浸制标本　肉眼或放大镜观察，蝇卵、幼虫、蛹的大小、颜色与外形。

3. 蝇头部玻片标本　低倍镜观察，可见复眼、单眼、触角、触角芒及口器等主要结构。明确医学节肢动物舐吸式口器的结构特点。

4. 蝇翅、足玻片标本　低倍镜观察蝇翅的形状、蝇足的分节，注意观察作为分类特征的第四纵脉的弯曲度及足的结构，理解蝇与传播疾病之间的关系。

三、蚤

1. 成蚤玻片标本　低倍镜观察成蚤的形状、颜色、大小、虫体的分节以及腹部末端的情况，能鉴别雌雄成蚤。

2. 蚤卵玻片标本　低倍镜观察蚤卵的形状、大小、颜色等特征。

四、虱

1. 人体虱和头虱玻片标本　低倍镜观察虫体的形状、颜色、大小及抓握器等主要结构，注意体虱与头虱以及腹部末端雌雄虫体的不同。

2. 虱卵玻片标本　低倍镜观察虱卵的形状、大小、颜色等特征。

3. 阴虱玻片标本　低倍镜观察耻阴虱的形状、大小、颜色及主要结构。注意耻阴虱与人虱的区别。

五、白蛉

白蛉成虫玻片标本：低倍镜观察成虫外形、大小、体色和头胸腹各部分的主要结构与特征，能与成蚊鉴别。

六、蜱

1. 硬蜱玻片标本　放大镜或解剖镜观察虫体的形状、大小、颜色、颚体的位置、有无背板等方面的特点，注意雌雄虫体的鉴别及其与软蜱的鉴别。

2. 软蜱玻片标本　放大镜或解剖镜观察软蜱在大小、颜色、颚体的位置、有无背板等方面的特点，注意其与硬蜱的鉴别。

七、人疥螨

人疥螨玻片标本：低倍镜观察人疥螨的形状、颜色、大小、颚体及躯体腹面足的结构。

八、蠕形螨

蠕形螨成虫玻片标本：低倍镜观察蠕形螨的形状、颜色、大小、颚体的结构、足的位置以及末体上的环状横纹，从外形、末体的长度及末端形状比较毛囊蠕形螨与皮脂蠕形螨的不同。

（梁惠冰）

参 考 文 献

1. 尹燕双 . 寄生虫检验技术 . 第 2 版 . 北京：人民卫生出版社，2008
2. 陆予云，丁丽，吴秀珍 . 寄生虫检验技术 . 武汉：华中科技大学出版社，2012
3. 杨毅梅 . 医学寄生虫学 . 昆明：云南大学出版社，2010
4. 诸欣平，苏川 . 人体寄生虫学 . 第 8 版 . 北京：人民卫生出版社，2013
5. 曹励民 . 寄生虫学检验 . 第 3 版 . 北京：人民卫生出版社，2010
6. 周本江，郑葵阳 . 医学寄生虫学 . 北京：科学出版社，2007
7. 汪晓静 . 寄生虫学检验实习指导与习题集 . 北京：人民卫生出版社，2010
8. 周长海，朱慧慧，臧炜等 . 2006-2010 年我国儿童蛲虫感染监测及 SWOT 分析 . 中国血吸虫病防治杂志，2014，26(4)：370-375
9. 全国人体重要寄生虫病现状调查办公室 . 全国人体重要寄生虫病现状调查报告 . 中国寄生虫学与寄生虫病杂志，2005，23(5)：332-336

目标测试参考答案

绪　论

1. C　2. E　3. A　4. E　5. C　6. D　7. C　8. B　9. A　10. E

第一章

1. B　2. E　3. E　4. A　5. A　6. C　7. B　8. B　9. A　10. B
11. A　12. E　13. B　14. D　15. C

第二章

1. B　2. C　3. A　4. D　5. B　6. C　7. C　8. B　9. D　10. C
11. C　12. D　13. D　14. D　15. B　16. C　17. C　18. D　19. C

第三章

1. D　2. C　3. C　4. A　5. D

第五章

1. B　2. E　3. E　4. B　5. D　6. D　7. B　8. C　9. D　10. A

第六章

1. C　2. C　3. A　4. A　5. C　6. D

第七章

1. D　2. E　3. C　4. C　5. E　6. A　7. B　8. C

第八章

1. C　2. B　3. A　4. C　5. E　6. D　7. C　8. A　9. E

第九章

1. C　2. D　3. A　4. A　5. A　6. D

第十～十五章

1. A　2. A　3. B　4. C　5. E　6. B　7. A　8. C　9. B　10. A
11. D　12. B　13. D

《寄生虫检验技术》教学大纲

（医学检验技术专业）

一、课程的性质

《寄生虫检验技术》是中等卫生职业教育医学检验技术专业一门重要的专业核心课程。本课程内容以我国重要的医学寄生虫与寄生虫病为主，主要包括人体常见寄生虫基础理论（形态、生活史、致病性、实验诊断和流行防治）及常见寄生虫检验技术，由绪论、医学蠕虫、医学原虫、医学节肢动物、寄生虫检验技术及实验指导六个模块组成。课程的主要学习任务是通过学习，掌握常见人体寄生虫的形态结构、生活史，熟悉其致病性，在阐明寄生虫和人体及外界环境因素相互关系的基础上，认识寄生虫病的发生与流行规律，掌握常用的寄生虫检验技术，为临床诊断与流行病学调查服务，并了解控制与消灭寄生虫的基本理论和原则，适应寄生虫病防治的需要。

二、课程目标

通过本课程的学习，学生能够达到下列要求：

（一）职业素养

1. 具有良好的人文精神、职业道德，重视医学伦理，自觉尊重患者人格，保护患者隐私。
2. 具有良好的法律意识，自觉遵守有关医疗卫生法律法规，依法行医。
3. 具有良好的服务意识及人际沟通能力，能与患者及家属进行有效沟通，与相关医务人员进行专业交流。
4. 具有认真的工作态度、严谨踏实的工作作风以及具有终生学习理念和不断创新精神。

（二）专业知识和技能目标

1. 具备医学检验技术专业的相关知识。
2. 具备寄生虫学相关理论知识。
3. 具备独立学习、分析解决问题的能力及创新思维。
4. 具有规范地使用与维护常用的医学检验仪器设备的能力。
5. 具有进行各类标本采集、保存、运送、处理、检验及常规质控的能力。
6. 具有二级生物安全实验室运行能力。
7. 具有运用基础医学、临床医学的基本理论及临床常见病、多发病诊疗的基本知识，解决临床检验工作常见问题的能力。
8. 具有常见寄生虫标本制作能力。

三、学时安排

教学内容		学时		
		理论	实践	合计
第一篇　绪论		2		
第二篇　医学蠕虫	第一章　线虫纲	4	2	
	第二章　吸虫纲	3	2	
	第三章　绦虫纲	1	2	
第三篇　医学原虫	第四章　原虫概述	1		
	第五章　鞭毛虫纲	1	2	
	第六章　叶足虫纲	2	2	
	第七章　孢子虫纲	2	2	
第四篇　医学节肢动物	第八章　昆虫纲	1	1	
	第九章　蛛形纲	1	1	
第五篇　寄生虫检验技术		2	2	
合　计		20	16	36

四、主要教学内容和要求

单元	教学内容	教学目标		教学活动参考	参考学时	
		知识目标	技能目标		理论	实践
第一篇 绪论	一、寄生虫检验技术的概念、范畴和任务 二、寄生生活、寄生虫和宿主 三、寄生虫生活史 四、寄生虫与宿主的相互关系 五、寄生虫病的实验诊断 六、寄生虫病的流行与防治	熟悉 掌握 熟悉 掌握 熟悉 熟悉		理论讲授 讨论教学 启发教学	2	
第二篇 医学蠕虫 第一章 线虫纲	第一节　概述 一、形态 二、生活史 三、致病 四、分类 第二节　似蚓蛔线虫 一、形态 二、生活史 三、致病 四、实验诊断 五、流行与防治 第三节　毛首鞭形线虫 一、形态 二、生活史 三、致病 四、实验诊断	 掌握 掌握 熟悉 熟悉 掌握 掌握 熟悉 掌握 了解 掌握 掌握 熟悉 掌握		理论讲授 讨论教学 案例教学 启发教学	4	

续表

单元	教学内容	教学目标		教学活动参考	参考学时	
		知识目标	技能目标		理论	实践
第一章 线虫纲	五、流行与防治 第四节　蠕形住肠线虫 一、形态 二、生活史 三、致病 四、实验诊断 五、流行与防治 第五节　十二指肠钩口线虫和美洲板口线虫 一、形态 二、生活史 三、致病 四、实验诊断 五、流行与防治 第六节　班氏吴策线虫和马来布鲁线虫 一、形态 二、生活史 三、致病 四、实验诊断 五、流行与防治 第七节　旋毛形线虫 一、形态 二、生活史 三、致病 四、实验诊断 五、流行与防治 第八节　其他线虫 一、广州管圆线虫 二、粪类圆线虫 三、结膜吸吮线虫	了解 掌握 掌握 熟悉 掌握 了解 掌握 掌握 熟悉 掌握 了解 掌握 掌握 熟悉 掌握 了解 掌握 掌握 熟悉 掌握 了解 熟悉 熟悉 了解				
	实训一　线虫		熟练掌握	技能实践 示教		2
第二章 吸虫纲	第一节　概述 一、形态 二、生活史 第二节　华支睾吸虫 一、形态 二、生活史 三、致病 四、实验诊断 五、流行与防治 第三节　布氏姜片吸虫 一、形态 二、生活史	 掌握 掌握 掌握 掌握 熟悉 掌握 了解 掌握 掌握		理论讲授 讨论教学 案例教学 启发教学	4	

续表

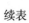

单元	教学内容	教学目标		教学活动参考	参考学时	
		知识目标	技能目标		理论	实践
第二章 吸虫纲	三、致病	熟悉				
	四、实验诊断	掌握				
	五、流行与防治	了解				
	第四节　卫氏并殖吸虫					
	一、形态	掌握				
	二、生活史	掌握				
	三、致病	熟悉				
	四、实验诊断	掌握				
	五、流行与防治	了解				
	第五节　日本血吸虫					
	一、形态	掌握				
	二、生活史	掌握				
	三、致病	熟悉				
	四、实验诊断	掌握				
	五、流行与防治	了解				
	实训二　吸虫		熟练掌握	技能实践 示教		2
第三章 绦虫纲	第一节　概述			理论讲授 讨论教学 案例教学 启发教学	1	
	一、形态	掌握				
	二、生活史	掌握				
	第二节　链状带绦虫					
	一、形态	掌握				
	二、生活史	掌握				
	三、致病	熟悉				
	四、实验诊断	掌握				
	五、流行与防治	了解				
	第三节　肥胖带吻绦虫					
	一、形态	掌握				
	二、生活史	掌握				
	三、致病	熟悉				
	四、实验诊断	掌握				
	五、流行与防治	了解				
	第四节　细粒棘球绦虫					
	一、形态	掌握				
	二、生活史	熟悉				
	三、致病	熟悉				
	四、实验诊断	掌握				
	五、流行与防治	了解				
	第五节　曼氏迭宫绦虫					
	一、形态	掌握				
	二、生活史	熟悉				
	三、致病	熟悉				
	四、实验诊断	掌握				
	五、流行与防治	了解				
	实训三　绦虫		熟练掌握	技能实践 示教		2

续表

单元	教学内容	教学目标		教学活动参考	参考学时	
		知识目标	技能目标		理论	实践
第三篇 医学原虫 第四章 原虫概述	一、医学原虫	熟悉			1	
	二、形态特点	掌握				
	三、生活史特点	熟悉				
	四、生理特点	熟悉				
	五、致病特点	熟悉				
	六、分类	熟悉				
第五章 鞭毛虫纲	第一节　阴道毛滴虫			理论讲授 讨论教学 案例教学 启发教学	1	
	一、形态	掌握				
	二、生活史	掌握				
	三、致病	熟悉				
	四、实验诊断	掌握				
	五、流行与防治	了解				
	第二节　蓝氏贾第鞭毛虫					
	一、形态	掌握				
	二、生活史	掌握				
	三、致病	熟悉				
	四、实验诊断	掌握				
	五、流行与防治	了解				
	第三节　杜氏利什曼原虫					
	一、形态	熟悉				
	二、生活史	熟悉				
	三、致病	熟悉				
	四、实验诊断	掌握				
	五、流行与防治	了解				
	第四节　其他人体寄生鞭毛虫					
	一、人毛滴虫	了解				
	二、口腔毛滴虫	了解				
	实训四　鞭毛虫		熟练掌握	技能实践示教		2
第六章 叶足虫纲	第一节　溶组织内阿米巴			理论讲授 讨论教学 案例教学 启发教学	2	
	一、形态	掌握				
	二、生活史	掌握				
	三、致病	熟悉				
	四、实验诊断	掌握				
	五、流行与防治	了解				
	第二节　寄生于人体肠腔内的其他阿米巴	了解				
	实训五　叶足虫		熟练掌握	技能实践示教		2
第七章 孢子虫纲	第一节　疟原虫			理论讲授 讨论教学 案例教学 启发教学	2	
	一、形态	掌握				
	二、生活史	掌握				
	三、致病	熟悉				

续表

单元	教学内容	教学目标		教学活动参考	参考学时	
		知识目标	技能目标		理论	实践
第七章 孢子虫纲	四、实验诊断 五、流行与防治 第二节　刚地弓形虫 一、形态 二、生活史 三、致病 四、实验诊断 五、流行与防治 第三节　其他人体寄生孢子虫 一、隐孢子虫 二、卡氏肺孢子虫	掌握 了解 掌握 掌握 熟悉 掌握 了解 了解 了解				
	实训六　孢子虫		熟练掌握	技能实践 示教		2
第四篇 医学节肢动物 第八章 昆虫纲	第一节　医学节肢动物概述 一、医学节肢动物概念 二、形态及分类 三、发育类型 四、对人体的危害 五、防治原则 第二节　蚊 一、形态 二、生活史与生态 三、与疾病关系 四、防治原则 第三节　蝇 一、形态 二、生活史与生态 三、与疾病关系 四、防治原则 第四节　蚤 一、形态 二、生活史与生态 三、与疾病关系 四、防治原则 第五节　虱 一、形态 二、生活史与生态 三、与疾病关系 四、防治原则 第六节　白蛉 一、形态 二、生活史与生态 三、与疾病关系 四、防治原则	 掌握 掌握 掌握 掌握 了解 掌握 熟悉 熟悉 了解 掌握 熟悉 熟悉 了解 掌握 熟悉 熟悉 了解 掌握 熟悉 熟悉 了解 掌握 熟悉 熟悉 了解		理论讲授 讨论教学 案例教学 启发教学	1	

续表

<table>
<tr><th rowspan="2">单元</th><th rowspan="2">教学内容</th><th colspan="2">教学目标</th><th rowspan="2">教学活动参考</th><th colspan="2">参考学时</th></tr>
<tr><th>知识目标</th><th>技能目标</th><th>理论</th><th>实践</th></tr>
<tr><td rowspan="2">第九章
蛛形纲</td><td>第一节　蜱
一、形态
二、生活史与生态
三、与疾病关系
四、防治原则
第二节　人疥螨
一、形态
二、生活史与生态
三、与疾病关系
四、实验诊断
五、防治原则
第三节　蠕形螨
一、形态
二、生活史与生态
三、与疾病关系
四、实验诊断
五、防治原则</td><td>
掌握
熟悉
熟悉
了解

掌握
熟悉
熟悉
熟悉
了解

掌握
熟悉
熟悉
熟悉
了解</td><td></td><td>理论讲授
讨论教学
案例教学
启发教学</td><td>1</td><td></td></tr>
<tr><td>实训七　节肢动物</td><td></td><td>熟练掌握</td><td>技能实践示教</td><td></td><td>2</td></tr>
<tr><td rowspan="2">第五篇
寄生虫检验技术</td><td>第十章　显微镜使用与保养
一、显微镜的结构
二、显微镜的使用与保养
第十一章　粪便检查
一、直接涂片法
二、碘液染色法
三、饱和盐水漂浮法
四、加藤厚涂片法
五、自然沉淀法
第十二章　分泌物检查
一、痰液检查
二、阴道分泌物检查
第十三章　血液检查
一、微丝蚴厚血膜法
二、疟原虫厚、薄血膜涂片法
第十四章　其他检查
一、肛周检查法
二、钩蚴培养法
三、透明胶纸法
四、消化沉淀法和毛蚴孵化法
第十五章　节肢动物标本采集及制作</td><td>
掌握
掌握

掌握
掌握
掌握
熟悉
掌握

熟悉
掌握

熟悉
掌握

掌握
了解
掌握
熟悉
熟悉</td><td></td><td>理论讲授
讨论教学
案例教学
启发教学</td><td>2</td><td></td></tr>
<tr><td>实训八　寄生虫检验技术</td><td></td><td>熟练掌握</td><td>技能实践示教</td><td></td><td>2</td></tr>
</table>

五、说明

（一）教学安排

本课程标准主要供中等卫生职业教育医学检验技术专业教学使用，第三学期开设，总学时为36学时，其中理论教学20学时，实践教学16学时。学分为2学分。

（二）教学要求

1. 本课程对知识部分教学目标分为掌握、熟悉、了解三个层次。掌握：指对基本知识、基本理论有较深刻的认识，并能综合、灵活地运用所学的知识解决实际问题。熟悉：指能够领会概念、原理的基本含义，解释现象。了解：指对基本知识、基本理论能有一定的认识，能够记忆所学的知识要点。

2. 本课程重点突出以岗位胜任力为导向的教学理念，在技能目标分为能和会两个层次。能：指能独立、规范地解决实践技能问题，完成实践技能操作。会：指在教师的指导下能初步实施实践技能操作。

（三）教学建议

1. 本课程依据医学检验技术岗位的工作任务、职业能力要求，强化理论实践一体化，突出“做中学、学中做”的职业教育特色，根据培养目标、教学内容和学生的学习特点以及执业资格考试要求，提倡项目教学、案例教学、任务教学、角色扮演、情境教学等方法，利用校内外实训基地，将学生的自主学习、合作学习和教师引导教学等教学组织形式有机结合。

2. 教学过程中，可通过测验、观察记录、技能考核和理论考试等多种形式对学生的职业素养、专业知识和技能进行综合考评。应体现评价主体的多元化，评价过程的多元化，评价方式的多元化。评价内容不仅关注学生对知识的理解和技能的掌握，更要关注知识在临床实践中运用与解决实际问题的能力水平，重视职业素质的形成。

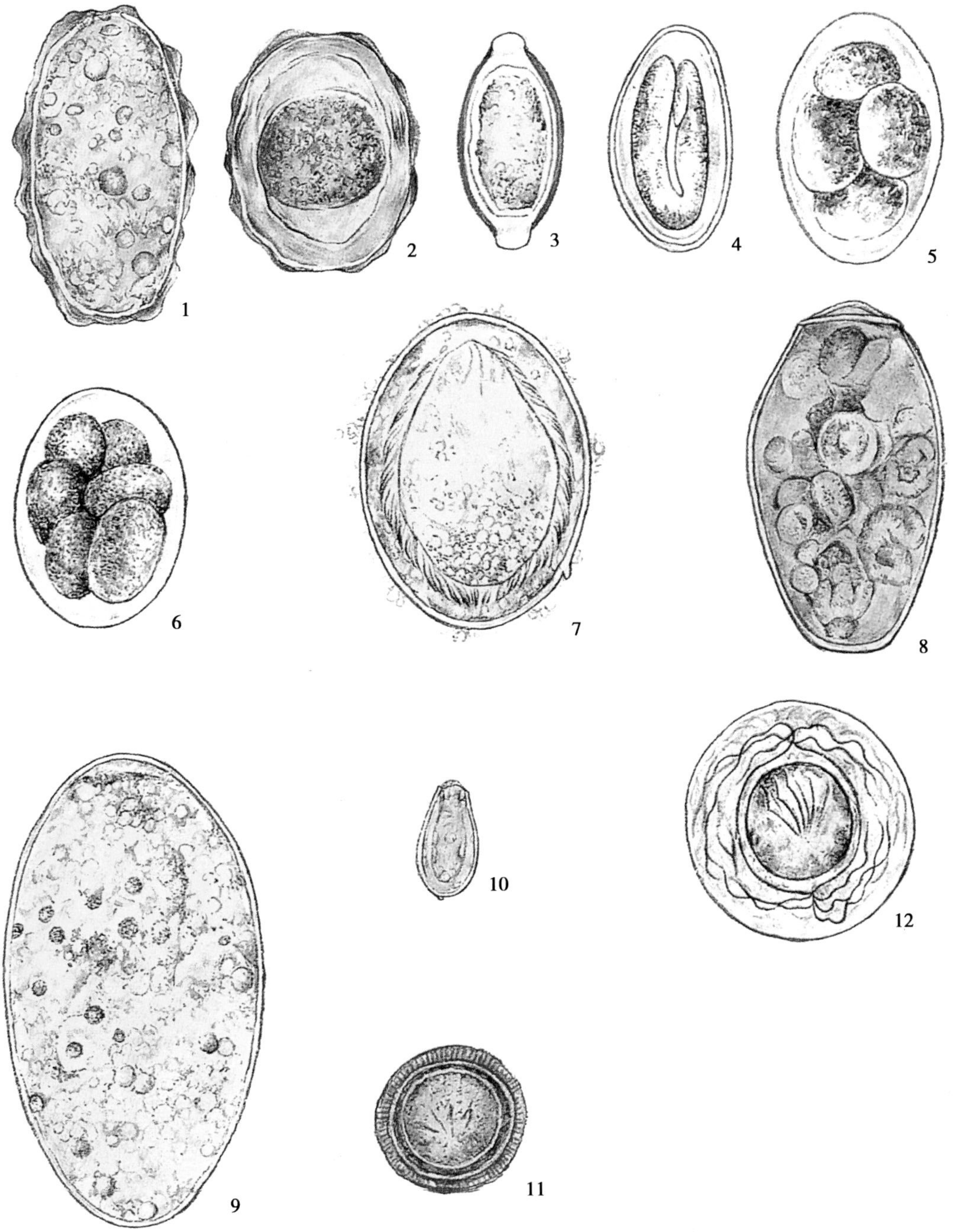

彩图 1　常见蠕虫卵

1. 未受精蛔虫卵；2. 受精蛔虫卵；3. 鞭虫卵；4. 蛲虫卵；5、6. 钩虫卵；7. 日本血吸虫卵；8. 卫氏并殖吸虫卵；9. 姜片虫卵；10. 肝吸虫卵；11. 带绦虫卵；12. 微小膜壳绦虫卵

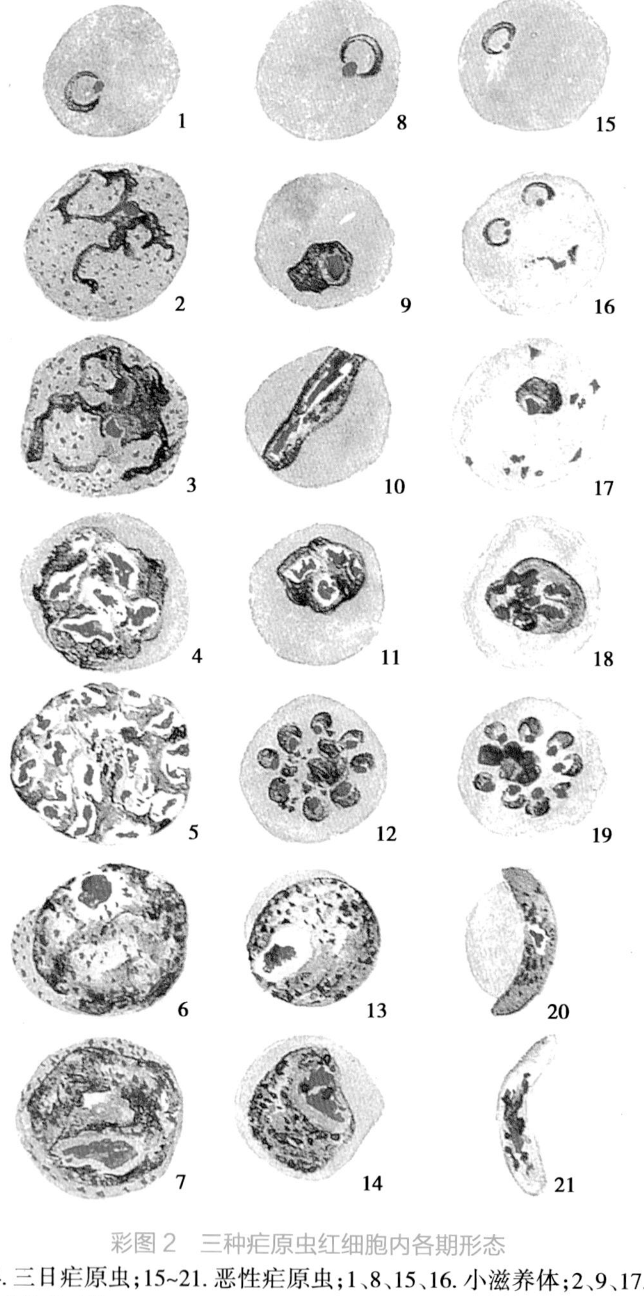

彩图 2　三种疟原虫红细胞内各期形态

1~7. 间日疟原虫；8~14. 三日疟原虫；15~21. 恶性疟原虫；1、8、15、16. 小滋养体；2、9、17. 大滋养体；10. 带状滋养体；3、4、11、18. 未成熟裂殖体；5、12、19. 成熟裂殖体；6、13、20. 雌配子体；7、14、21. 雄配子体